ESSAI

DE

LITTÉRATURE MÉDICALE.

ESSAI

DE

LITTÉRATURE MÉDICALE,

ADRESSÉ AUX ÉTUDIANS

DE LA FACULTÉ DE MÉDECINE DE STRASBOURG;

Par D. VILLARS,

Doyen de la Faculté, Professeur de Botanique, Correspondant de l'Institut, Membre de plusieurs Sociétés académiques, nationales et étrangères.

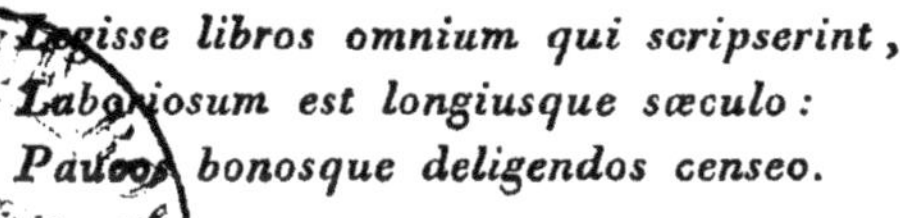

Legisse libros omnium qui scripserint,
Laboriosum est longiusque sæculo:
Paucos bonosque deligendos censeo.

Jos. Simler. in Epit. bibl. P. Gesn.

STRASBOURG,

DE L'IMPRIMERIE DE LEVRAULT.

1811.

A MM. LES ÉTUDIANS
DE LA FACULTÉ DE MÉDECINE
DE STRASBOURG.

J'ai pensé qu'un aperçu sur le choix des livres indispensables à un médecin pourrait être de quelque utilité aux jeunes étudians.

Aucun état n'exige plus de prudence, plus de lumières et de circonspection, que celui qui a pour objet l'étude de l'homme et sa conservation. Pour y parvenir, pour s'y maintenir, pour se fortifier dans cet état, le médecin a un besoin indispensable de connaître ses ressources, ses fondateurs, pour qu'il puisse au besoin les consulter, y puiser des lumières, et se tenir au courant des découvertes de son siècle.

C'est moins un catalogue de livres, que le tableau historique et précis de l'art de guérir, que j'offre à MM. les Étudians : pour en adoucir les traits, j'ai disséminé quelques réflexions critiques, afin de mieux faire ressortir l'utilité des ouvrages qui ont marqué les différentes époques et les progrès de notre art.

L'attention que vous avez portée à ce cours, les notes que je vous ai vus prendre, m'ont fait naître le désir d'économiser votre temps en le publiant. Cet essai, le premier en son genre, ne peut être que très-imparfait. Avec le temps vous pourrez, vous-mêmes, y faire des additions utiles. Unis par les liens de l'estime et de la confiance, nous le sommes encore par des devoirs réciproques. Daignez, Messieurs, agréer

*

l'hommage de cet ouvrage avec les mêmes sentimens de bienveillance qui m'en ont inspiré le dessein.

Vous devez quelquefois être étonnés de la variété et de la multitude de connaissances qu'embrasse la vaste enceinte de la médecine.

Tandis que nombre de savans cherchent à l'étendre, je vais, s'il est possible, chercher à la simplifier. Déjà la médecine a perdu de son énergie, en s'étendant trop sur les sciences physiques, naturelles et chimiques; en acquérant trop de développement et de surface, elle a perdu de sa solidité et de sa profondeur.

J'aurai soin de vous développer mon idée toute entière, et peut-être de vous convaincre de cette pénible vérité. Jean-Jacques a prouvé que l'abus des sciences fut nuisible aux mœurs : je vais vous prouver, dans ce cours, que l'abus des sciences accessoires qui doivent nécessairement précéder l'étude du médecin, a souvent fait oublier le but de la médecine et retardé ses progrès.

Le vaste tableau de la nature aurait de quoi effrayer l'étudiant le plus courageux : mais un dédale inépuisable, et plus imposant, de connaissances cependant nécessaires, va se présenter; c'est l'étude des passions, des affections de l'ame, celle des maladies qui dépendent de nous, de nos pensées intérieures, de nos facultés. Juges et parties alors dans notre propre cause, quelle sagesse, quelle expérience, quelle philosophie pourraient assez nous tenir en garde contre nous-mêmes ! Il faut donc nous former un plan, une méthode capable de nous diriger, de nous faire envisager l'ensemble de l'art sans dégoût et sans confusion.

Nous devons d'abord considérer la médecine sous le rapport de son état actuel, puis d'après ses progrès et ses développemens.

L'histoire de l'art, les annales de la médecine, sont écrites dans un grand nombre d'ouvrages.

C'est en jetant un coup d'œil sur la Bibliographie médicale, que nous pourrons nous rappeler ce que nous savons déjà et ce qui nous reste encore à apprendre et à étudier.

A l'exemple de Haller, de Blumenbach et d'autres savans modernes, je suivrai l'ordre chronologique et les époques de la médecine : 1.° chez les Grecs; 2.° chez les Romains; 3.° chez les Arabes; 4.° chez leurs traducteurs, jusqu'à l'époque de la restauration des lettres en Europe, qui fut aussi celle de la découverte de l'imprimerie; époque la plus mémorable, la plus brillante, pour le progrès des sciences, et la plus glorieuse, sans contredit, pour l'esprit humain.

Quant à l'origine de la médecine, aux traces passagères qu'elle a laissées chez les Égyptiens et chez les peuples d'Orient, j'en abandonne la recherche à vos loisirs futurs. Je laisse aussi à vos soins de profiter des moyens paternels de vos familles : ceux qui, initiés dans l'étude des sciences pendant la révolution, n'ont pu compléter leur éducation, devront faire tout leur possible pour réparer un vide inévitable pendant ces temps orageux.

Boerhaave a fait entrer les études préparatoires dans son *Methodus studii medici*, mais on ne peut prendre de si loin l'instruction médicale.

Je suivrai pas à pas les divisions du professeur Blumenbach, afin que vous puissiez avoir sous la main un livre classique à la portée de vos loisirs et de vos moyens pécuniaires. Il est commode, portatif et didactique. Il a pour titre : *Introductio in historiam medicinæ litterariam*; in-8.°, Gœttingue, 1786. Ce livre vous dirigera, et remplira les vides que je pourrai laisser échapper.

Il est inutile de vous répéter que je ne me bornerai pas à suivre cet abrégé ponctuellement. Loin de vous, MM., loin de moi, une semblable idée ! Lorsque Riolan, Bauhin, Heister, Boerhaave, Haller, etc., firent imprimer leurs abrégés, leurs *Compendia* d'anatomie et de physiologie, ce n'était pas pour se dispenser de professer, ni pour dispenser leurs élèves d'étudier et d'écrire : c'était pour avoir les uns et les autres sous la main un tableau, un cadre, un plan de leurs leçons. Les notes, les tableaux, les *compendia*, facilitent les progrès, soulagent la mémoire des élèves et des professeurs.

Le caractère moral des individus diffère peut-être autant que les traits de la physionomie. Nous ne pouvons donc pas exiger des étudians les mêmes goûts, la même facilité, la même aptitude, les mêmes progrès dans leurs études. Tous cependant se dévouent au service public, au soulagement de l'humanité souffrante, à l'exercice de l'art de guérir. Quoique tous les hommes diffèrent, cependant, en médecine, ils doivent voir et penser, à l'égard des malades et des moyens de guérir, de la même manière.

Tâchons de résoudre cet intéressant problème : la médecine est une, et tous les hommes sont différens.

Il y a deux moyens infaillibles, MM., pour rapprocher les médecins : le premier, c'est la connaissance de la nature humaine et celle de l'individu, c'est-à-dire, l'histoire détaillée de l'homme, de ses organes, de ses maladies et des moyens combinés de la nature et de l'art pour les guérir : le second, c'est de ne présenter aux élèves que les bases, les colonnes de l'art; c'est de ne vous faire d'abord entrevoir que les connaissances indispensables au médecin, et les livres les plus essentiels à son instruction.

Si la nature est une, si le corps humain est le même en Grèce, en Asie, dans l'Eubée et la Béotie, ainsi qu'Hippocrate en a déjà fait la remarque, il est plus que probable, il est certain, que, pour guérir, la nature emploie les mêmes moyens, l'art ne devant que seconder, que diriger la nature, que modérer, accélérer ses moyens, ou, au besoin, les provoquer.

En vous exposant la liste des bons auteurs, en vous rappelant les époques où ils ont paru, j'aurai soin de vous signaler leur mérite, de vous faire connaître les progrès de l'art que nous devons à chacun, mais surtout les écueils, les erreurs, les systèmes de leur temps, les écarts, les préjugés de leur esprit ou de leur siècle. En relevant leurs erreurs, vous vous mettrez vous-mêmes en garde, afin d'en éviter de semblables.

En vous faisant hommage de ce que quarante ans de lectures, d'observations, de réflexions et d'exercice de la médecine, m'ont fourni, je vous prie de ne pas me regarder comme le censeur ni comme le juge de nos plus grands maîtres. Nous devons des égards et de la reconnaissance aux écrivains, et le public, qui nous observe, nous juge à son tour, avec la même sévérité.

Après vous avoir fait connaître avec quelques détails et quelques développemens les meilleurs auteurs, ceux, enfin, qui m'ont paru indispensables à connaître, à étudier et à posséder par tous les médecins, je vous expose plus sommairement la liste des auteurs utiles, leurs contemporains. Comme Pline, je suis persuadé qu'il n'y a aucun mauvais livre dont on ne puisse retirer quelque avantage, et il n'y a aucun livre aussi qui ne contienne quelques inutilités, quelques erreurs. L'ouvrage des hommes portera toujours le cachet de notre faiblesse, et nous ne devons connaître celles de nos semblables que pour les éviter.

D'ailleurs, entre les bons et les mauvais écrivains se trouvent des ouvrages médiocres, et entre les uns et les autres la limite n'est pas aisée à placer. Peut-être m'arrivera-t-il quelquefois de passer légèrement sur des ouvrages que vous préférez ; mais aussi je pourrai vous parler de livres que vous ne connaissez pas.

Les langues étrangères me sont moins familières qu'à plusieurs d'entre vous. Il est rare cependant que les Français ne connaissent, ou par les journaux, par des extraits ou par des traductions, les bons livres allemands, italiens et anglais. Plusieurs sont écrits en latin, et la langue des Romains, comme aujourd'hui celle des Français, fut et sera encore long-temps la langue des savans.

La langue française, plus claire et plus polie, devient plus universelle de jour en jour. Je ne vous la recommanderai pas.

L'ordre chronologique, indispensable pour nous retracer le souvenir des temps les plus reculés, ne suffit plus pour les siècles modernes.

Dès le moment de l'apparition de l'imprimerie, les hommes s'agitèrent en tout sens : les uns furent mus par l'intérêt, d'autres par l'ambition, par enthousiasme, par imitation. Les imprimeurs excitèrent les savans au travail ; les savans firent gagner les imprimeurs : parmi ces derniers plusieurs devinrent auteurs ; les Étienne, les Aldes, les Rouille, comme de nos jours les Didot, les Bodoni, furent de ce nombre. La classe des médecins, toujours plus lettrée, ne resta pas en arrière. Plusieurs médecins se réunirent au commerce, ou en profitèrent pour voyager.

La découverte du nouveau monde eut lieu vers la fin du quinzième siècle, qui, électrisé vers son milieu par l'invention de l'imprimerie, prépara au siècle suivant de nouveaux motifs d'émulation. Les brillans succès du commerce, la soif de l'or, ces puissans leviers du cœur humain, combien de motifs d'émulation, d'enthousiasme et de corruption ! Ce fut alors que les écrits et les découvertes nous inondèrent de toute part et se provoquèrent tour à tour.

Les Grecs et les Orientaux furent réduits à exprimer en vers ou à se tracer en figures hiéroglyphiques les idées, les sons et les choses, qu'ils avaient besoin de se rappeler. Les Romains, plus heureux, perfectionnèrent leur langue, et l'écriture, pour les peuples d'Europe, devint la monnaie des sciences, le lien des nations. Bientôt on en abusa : et de quoi l'homme n'abusa-t-il pas ? C'est cet abus de l'imprimerie qui m'a fait entreprendre cet ouvrage.

La médecine aujourd'hui est encombrée de cette redondance fatale d'écrits et de systèmes. L'imagination, après s'être nourrie de fables et d'allégories chez les Grecs et chez les Hébreux, nous a prodigué ses hypothèses et ses ressassemens d'opinions travesties et recommencées jusqu'à la satiété.

C'est pour vous épargner, MM., autant que possible, ces dégoûts, que nous éprouvons si souvent nous-mêmes, que j'ai entrepris ce cours : c'est pour faire un choix de livres ; c'est pour les réduire au plus petit nombre possible, et vous faire connaître ceux qui sont indispensables.

J'ai imprimé, il y a plus de quinze ans, qu'il est

plus difficile aujourd'hui, en faisant ou en dirigeant ses études en médecine, d'éviter le superflu que d'atteindre le nécessaire.

Hippocrate avait, en fait de lecture, de physique, de sciences naturelles, de chimie et d'anatomie, bien moins de connaissances que nous : il était cependant plus grand médecin; car rien n'égale ses pronostics, ses sentences, ses aphorismes. Boerhaave et Stoll ont imité Hippocrate, sans pouvoir atteindre à la précision de ses écrits, ni à la maturité et à l'énergie de ses jugemens.

D'après ces vérités, nous sommes en droit de conclure que la médecine a gagné en surface, et perdu de sa profondeur, comme je vous l'ai déjà dit en commençant.

Les sciences accessoires, la physique, l'histoire, la géographie, les sciences naturelles, les beaux arts, les belles-lettres, la chimie même doivent précéder, ensuite être subordonnées aux seuls momens d'intervalle et de loisir que des études plus sérieuses et plus essentielles laissent aux médecins. N'allez pas croire, MM., que ces sciences vous soient étrangères; vous devez au moins en posséder la clef et les élémens.

On a reproché à Boerhaave de jouer de la flûte, à Haller et à Petit de Lyon, de faire des vers: Boerhaave cependant a eu sous lui l'école la plus brillante qui fût jamais en Europe, et Boerhaave sut apprécier Linné dès le moment de leur première entrevue. Boerhaave écrivit à Sloane, en lui recommandant Linné : *Linnæus, qui has tibi dabit litteras, dignus est te videre, unice dignus a te videri; qui vos videbit simul, videbit hominum par, cui simile vix dabit orbis.* Haller fixa les études du médecin, créa les lois de l'irritabilité et de la physiologie. Qui de nous ne désirerait pas ressembler à Haller et à l'aimable et savant Petit ? Mais ne comparons pas les grands hommes aux hommes ordinaires. On compte les grands hommes, comme les siècles, ils sortent de la règle commune, ou plutôt nous donnent des règles, en imprimant aux sciences et aux esprits une nouvelle direction.

Sur votre savoir, sur des études bien faites reposent votre réputation et la nôtre, votre fortune, le sort de vos familles et le sort de vos malades.

Après avoir fait un choix solide pour vos études médicales et pour vos livres, chacun de vous sera libre d'y ajouter, selon ses moyens, les livres et les études accessoires d'agrément et d'utilité. Un premier cadre d'études et de bibliothèque bien rempli, chacun sera libre de suivre son penchant pour son propre plaisir, pour les agrémens de la société et les siens.

Tant de livres ont paru durant les 16.e, 17.e et 18.e siècles, qu'indépendamment des auteurs célèbres et de leurs ouvrages qui ont fait époque, il est nécessaire encore de vous faire remarquer les progrès qu'ils ont fait faire à certaines parties de l'art.

C'est ainsi que vous observerez avec moi, p. ex., le génie délirant de van Helmont, le génie empirico-hippocratique de Sydenham; le génie rationnel, précoce et hippocratique, de Baglivi; le génie rationnel et mécanique de Hoffmann, le génie du naturisme outré de Stahl; le génie phlébotomiste de Botall, de Dumoulin, de Chirac, de Sylva, repoussé trop loin par le vitalisme hémaphobe de Bordeu, dont l'antipathie contre la saignée fut aussi excessive que la prévention des médecins français dont je viens de parler.

Vous verrez les écoles d'Édimbourg et de Montpellier produire de grands médecins : les uns solidistes plus instruits, plus méthodiques, et ceux de Montpellier toujours plus hippocratiques.

Vous verrez les écoles de Gœttingue, de Vienne et de Paris, se disputer le premier rang.

Ce qui devra nous surprendre, c'est qu'en Allemagne l'érudition, toujours plus vaste, fit rarement d'aussi bons praticiens que Montpellier, où l'école fut moins érudite. Dans cette dernière école la théorie égara quelquefois ses plus savans professeurs, témoins Barthez et Grimaud, tandis que la bonne et saine pratique d'Hippocrate, venue d'Espagne à Montpellier par les Arabes vers le douzième siècle, s'y soutint toujours par le bon sens de la majorité des médecins.

Paris eut de tout temps des médecins savans et habiles : Fernel, Riolan, Silvius, Houllier, Duret, Baillou, etc.; dans le dix-huitième siècle, Dumoulin, Bouvart, Antoine Petit, etc., en offriront la preuve à la postérité la plus reculée. Les distractions inséparables de cette grande ville ont souvent empêché l'école de Paris de se distinguer par des cours réguliers et complets, par des élèves nombreux.

Ce n'est que pendant et depuis la révolution que Paris a pris l'ascendant, la supériorité sur les autres écoles. De grands encouragemens de la part du Gouvernement et des professeurs pourront seuls l'y maintenir. Une cité aussi immense offrira toujours l'ensemble de tous les talens, de tous les vices et de toutes les vertus. Celui qui va à Paris pour y compléter une éducation bien commencée ou déjà avancée, avec un goût décidé, s'il est maître de sa raison, y fera des progrès rapides; mais celui, au contraire, qui commence, devra s'enfermer dans une pension, se concentrer, s'isoler, ou bien s'éloigner de Paris, s'il veut éviter le naufrage.

La médecine autrefois exigeait cinquante ans d'études : sous l'ancien Gouvernement dix années, au moins, étaient nécessaires ; actuellement, en fréquentant les cliniques, six années, quatre même, peuvent vous suffire pour devenir médecins.

Mais il faut être instruit, lettré et déjà physicien, avoir une teinture de l'histoire des hommes et des nations, et il faut ne point perdre de temps.

Cet exposé d'un ancien médecin des hôpitaux civils et militaires serait fait pour vous rassurer, si ses talens pouvaient répondre à son zèle, à son attachement pour vous; mais, MM., tel médecin est propre à enseigner qui pratiquerait mal : un plus grand nombre encore de médecins qui pratiquent bien, ne sauraient enseigner. Expliquons cette énigme apparente, cette espèce de paradoxe.

La médecine est un art et une science en même temps, et tous les arts exigent un exercice, disons, pour mieux être entendus, un apprentissage. En vain vous suivriez les leçons des professeurs, en vain vous fréquenteriez les amphithéâtres et l'étude, si vous ne mettiez la main à l'œuvre pour disséquer, pour opérer, pour tâter le pouls, explorer les malades, suivre jour par jour leurs maladies, les observer, en tenir note; sans ces moyens vous ne seriez jamais médecins. Cela est si vrai que, sortant des écoles sous l'ancien régime, nous étions tous obligés de suivre des praticiens, de nous livrer à de nouvelles études au lit des malades, pour nous former.

La fréquentation des hôpitaux abrégeait, il est vrai, cette seconde épreuve; mais elle laissait des vides, nous livrait trop à nos propres réflexions, à nos tâtonnemens : errer très-souvent sans boussole, sans mentor, sans modèle, sans guide, auprès des malades; tel était le sort des jeunes médecins.

Que de préjugés, que de systèmes, que d'hypothèses et d'erreurs, ont fait naître cet abandon, cette pauvreté de faits, ce dénûment d'expérience!

Les véritables connaissances sont seules capables de nous garantir contre les piéges de l'imagination toujours errante et active, contre les préjugés du charlatanisme, de l'intérêt et de la fourberie, qui obsèdent la médecine et les médecins.

Qui dit médecin, dit une ame forte, un homme instruit, au-dessus des préjugés vulgaires, à l'abri des piéges de la fourberie et des erreurs. Or des connaissances solides sont seules capables de nous élever à ce degré d'instruction, et de nous préserver de ces dangereux écueils.

L'anatomie et la physiologie, la botanique et la chimie, sont donc, en dernière analyse, les bases, je pourrais dire les colonnes de l'édifice de l'art. Connaître le corps humain, ses maladies et leurs remèdes, voilà les bases de l'art.

Mais la vie se compose d'organes si variés entre eux, que nous ne pouvons connaître ses soutiens, ni les ennemis qui l'attaquent, qu'en étudiant hors de nous-mêmes, et dans tout ce qui nous entoure, les objets qui agissent sur nous.

Après avoir étudié, examiné l'ensemble et les détails des organes du corps humain, les animaux et les plantes nous offrent des points de comparaison très-intéressans pour y parvenir. Tel organe, en petit, est difficile à voir ou presque invisible dans l'homme, qui devient très-apparent dans le bœuf, dans le cheval, dans l'éléphant, etc. Les ouvrages de Swammerdam, de Réaumur, de Trembley, de Lionet, de Bonnet, Haller, Spallanzani, Muller, etc., sur les animaux, les insectes et les vers, ont fait faire plus de progrès à la physiologie en cinquante ans, qu'elle n'en avait fait en dix-huit siècles depuis Galien jusqu'à nous.

L'anatomie des animaux, comparée avec celle de l'homme, a pris un nom et un rang très-décidés après l'anatomie humaine. N'allez pas intervertir cet ordre, en préférant l'anatomie des animaux à celle de l'homme: vous suivriez une mauvaise route; elle pourrait vous égarer. Il faut posséder les connaissances essentielles et indispensables, avant de se livrer à d'autres connaissances moins utiles et qui ne sont qu'accessoires. Le terme d'anatomie comparée suppose une base connue, qui est l'anatomie humaine.

Pour bien poser cette base de vos travaux, il faut observer un ordre et une méthode. Les anciens jusqu'à Winslow, vous le savez, suivaient la méthode synthétique pour les dissections. Ils commençaient par la surpeau ou l'épiderme, les cheveux et les ongles, ensuite la peau, le tissu graisseux ou adipeux, les muscles, et successivement les vaisseaux, les viscères, le cerveau, les nerfs, et finissaient par les os. D'autres ont examiné d'abord les organes renfermés dans les trois capacités séparément. Vous savez tous que depuis Hippocrate les anciens nommaient la tête ventre supérieur, la poitrine le ventre moyen, et le bas-ventre ventre inférieur. Ils traitaient ensuite des extrémités séparément.

Les os étant la base et l'appui des autres organes ou parties molles, cette charpente osseuse, pour me servir de l'expression de Winslow, lui parut préférable pour commencer l'étude de l'anatomie. Avec cet anatomiste commence une sorte d'analyse qui soulage la mémoire, en posant les premières idées de l'anatomie des commençans sur des points fixes qui servent d'attache, qui indiquent le siége, le passage, souvent la forme, et même l'usage des parties molles. Les os peuvent encore être conservés en squelette et étudiés séparément pendant toutes les saisons de l'année, ce que faisait déjà Vesale; aussi cette méthode a prévalu et paraît se soutenir.

Les modernes ont ajouté d'autres détails à cette base adoptée : la myologie, la splanchnologie, l'angéiologie, la neurologie, et enfin les vaisseaux absorbans et le tissu muqueux ou cellulaire, et les glandes, ont été l'objet de six divisions différentes.

L'immortel Bichat, avant l'âge de trente ans, a introduit des changemens avantageux dans l'anatomie, par son traité des membranes, ses ouvrages d'anatomie et de physiologie. Paris s'honore de l'avoir possédé; mais ce ne fut qu'au moment de sa mort qu'il fut applaudi.

MM., faut-il donc mourir pour être aperçu et pour obtenir justice de nos contemporains ? Linné l'a dit souvent, nos propres défauts disparaissent avec la vie, et l'ambition, comme la jalousie, recule à l'aspect du tombeau : *pascit in vivis livor*....

Si Bichat eût vécu dix ans de plus, il eût fait taire l'envie; mais, comme Baglivi, il est mort trop jeune.

Haller avait réuni pour toujours la physiologie à l'anatomie : Bichat les a enchaînées l'une et l'autre à la pathologie et à l'anatomie comparée. Profitant des travaux des savans modernes, la chimie et ses sublimes progrès, l'art d'expérimenter, d'interroger la nature, ont, par une sagacité rare, été mises à profit par Bichat. Son génie et sa main se pliaient, se prêtaient à tout, et, après avoir jeté, disséminé des rayons de lumière dans ses divers ouvrages, il les a concentrés dans son anatomie comparée, qu'un de ses savans élèves a dénommée l'anatomie du médecin.

Il est encore certaines parties que les étudians négligent presque tous : telles sont la botanique et la pharmacie. Vous êtes convaincus cependant de la nécessité de connaître la matière médicale. Mais comment l'acquérir sans la botanique, sans quelques connaissances de pharmacie, de l'art de connaître, de choisir, de préparer, de conserver les médicamens ?

Après vous avoir exposé les bases de mon travail, et indiqué la marche que vous devez suivre pour asseoir et pour diriger vos communes études, il me reste à vous dire un mot de la clinique, ou plutôt de la pratique de la médecine, qui en est le terme et le but.

J'aurais dû peut-être vous parler de la médecine de perfectionnement, des cas rares, et des nouveaux progrès que l'anatomie du cerveau et des nerfs, les travaux de Reil, de Gall, etc., de Prochaska, etc., semblent nous promettre. Mais assurons d'abord les bases de notre art, avant de chercher à perfectionner l'édifice. Les cas rares sont, par leur isolement, si peu à la portée des commençans, qu'ils embarrassent souvent même les praticiens les plus exercés et les professeurs les plus habiles. On ne peut parler des cas rares qu'en faisant abstraction de tout ce qui est déjà connu, pour mieux les faire ressortir ; or l'état des connaissances des étudians ne permet pas encore cette abstraction.

Nous n'avons encore aucun livre élémentaire de clinique. Home, Gregori, Selle, Eller, Tissot, moi-même, nous avons essayé nos forces pour y parvenir; mais il paraît difficile d'obtenir l'assentiment général.

En appelant votre attention sur les bases fondamentales de l'art, je suis loin de penser à vouloir limiter votre zèle ni vos moyens. Il peut se faire que quelques-uns d'entre vous seront bientôt dans le cas de nous surpasser.

Tous les genres de gloire semblent réservés au règne de Napoléon. Il fait de ses soldats des héros en peu de mois. Il électrise par son courage, par son exemple et par son génie, tous ceux qui servent sous lui. Les médecins et les hommes de lettres n'éprouvent que mieux la nécessité de mériter sa confiance.

Continuez, MM., à vous occuper sérieusement de notre art : la confiance publique et celle du Gouvernement vous attendent pour vous récompenser.

Si notre Auguste Empereur a pu mener de front la guerre, la législation, l'embellissement de Paris, la construction des canaux, l'amélioration de l'Empire, créer l'Université, perfectionner les arts, que ne fera-t-il pas, rendu à la paix, rendu à lui-même, rendu au bonheur d'une nation dont il a comblé les vœux et surpassé les espérances!

Secondons ses vues sublimes par notre zèle et par notre attachement à sa personne. Inscrivons sur nos pas quelques traits dignes d'un si beau règne, dont les monumens pourront seuls faire croire la postérité à tant de prodiges.

ESSAI
DE
LITTÉRATURE MÉDICALE.

CHOIX DES AUTEURS LES PLUS NÉCESSAIRES.

L'ORIGINE de la médecine remonte sans doute à celle de l'espèce humaine. L'âge d'or, l'état de perfection morale et physique, ne sont aux yeux du philosophe que des rêves heureux, que des illusions, résultat nécessaire de la faiblesse humaine, de l'ignorance où nous sommes des premiers siècles de notre existence.

Il est possible, il est même probable que l'homme a changé de nature, comme les divers climats qu'il habite. M. Cuvier a prouvé que les débris d'animaux fossiles, ensevelis dans la terre, ont appartenu à d'autres temps, à une manière d'être totalement différente de l'état actuel de notre globe. Mais l'homme ne s'est pas jusqu'ici trouvé compris parmi ces fossiles; il est le dernier venu sur le globe, le dernier créé. Moyse nous l'avait appris, ce qui ajoute un voile de plus à l'obscurité des premiers temps du globe.

Nous ne prendrons l'histoire de la médecine que de l'époque d'Hippocrate.

1. *Hippocrate* vivait 460 ans avant l'ère chrétienne : ses écrits sont, par leur ensemble et par la richesse des faits, au-dessus des forces d'un individu ; mais son premier aphorisme, dont voici le commencement, « *vita brevis,* « *ars vero longa*, etc. » ne peut avoir été conçu que par une seule et forte tête, que par un homme plein de génie et de perspicacité. Il me paraît que ceux qui ont nié l'existence d'Hippocrate n'avaient pas assez lu, assez médité cette première sentence ni ses écrits.

Il faut donc placer ses ouvrages à la tête de la bibliothèque des médecins, comme son nom doit nous rappeler leur plus beau modèle.

Ses œuvres renferment cinquante-trois traités : les plus estimés sont les Épidémies, 1 et 3 : les Pronostics ou prénotions de Cos : le Traité de la diète, l. 4, dans lequel il critique les sentences de l'école de Gnide : les Aphorismes en sept livres ou traités ; ceux *de aere, aquis et locis ; de natura hominis ; de humoribus ; de alimento ; de articulis ; de fracturis ; Mochlicus* (qui n'est, selon Haller, qu'un abrégé du précédent) ; *de capitis vulneribus ;* et 14, *de officina chirurgi :* mais Lefebure les a réduits à huit, en y ajoutant le sixième des épidémies.

Les autres traités : son Serment ; ceux *de lege, de veteri medicina, de arte, de medico, de decenti habitu, præceptiones,* de l'anatomie, etc., ne sont qu'au second rang, selon Lefebure.

Les œuvres d'Hippocrate forment 2 vol. in-8.°

avec le texte grec, édition de van der Linden; un seul vol. édition de Cornaro; 4 vol. édition de Haller.

Il en a paru une foule d'éditions, la plupart avec des notes et des commentaires, tous plus obscurs que le texte. Burnet seul a réduit ces divers traités, en rapprochant les divers passages qu'ils ont de commun. Son ouvrage réduit au tiers les Œuvres d'Hippocrate, et n'est pas sans mérite.

Sinapius, médecin de Louvain, a eu seul le courage de le critiquer, mais mal à propos; imbu de l'alchimie de Paracelse, c'était un mauvais juge que Sinapius. Son livre a pour titre : *Absurda vera, sive Paradoxa medica;* in-12, Genev. 1697.

2. *Celse,* médecin romain (*de re medica,* ll. 8), doit être placé après Hippocrate. Son style est pur, élégant même. Il a été traduit en français, mais mal, par Ninin. 1.er Siècle.

Arétée de Cappadoce, que Haller, Henri Étienne, etc., ont compris dans leurs collections, est énergique et précis, comme Hippocrate. Je ne saurais assez vous le recommander; j'en parlerai sous n.° 6.

3. *Galien*, médecin grec, natif de Pergame, habitait Rome. C'est de tous les commentateurs d'Hippocrate le plus savant et le plus diffus. 1.er et 2.e Siècles.

Les écrits de Galien, les opinions du temps, les qualités occultes, chaudes, froides, humides et sèches, de la philosophie d'Aristote et de Platon, ont subjugué la médecine et les sciences physiques, depuis Galien jusqu'à Descartes, pendant 1500 ans.

Il serait bien à désirer que quelque habile médecin en donnât une traduction abrégée, à l'exemple de Lacuna et de Valeriola ; car le *Methodus medendi* est insuffisant. Cependant ce petit volume in-12 de 400 pages suffirait pour vous donner une idée du génie médical de Galien, et de l'état de l'art à l'époque où il vécut.

Ses ouvrages traduits en latin forment tantôt 3, 4, 5 ou 7 vol. in-folio, selon les éditions.

Les commentaires de Galien sur les aphorismes d'Hippocrate sont, à mon avis, seuls indispensables pour les médecins. Malgré le vice du raisonnement, on ne peut se refuser à croire que Galien est parmi les anciens celui de tous qui a le mieux interprété les sentences d'Hippocrate.

1.er Siècle. 4. *Dioscoride*, instituteur ou fondateur de la matière médicale, vécut sous Néron, peu avant Galien, ainsi qu'Arétée. Dioscoride est placé parmi les botanistes par les écrivains ; mais la matière médicale et l'anatomie sont les bases, les fondemens de la médecine. D'ailleurs la botanique faisait partie de la médecine chez les anciens, et la botanique moderne n'a pris date que depuis un siècle et demi environ, ainsi que nous le dirons en parlant de Tournefort.

Les six livres de Dioscoride ont été traduits et réimprimés dans divers pays.

Dioscoride fut-il médecin ou seulement naturaliste? Il serait difficile, injuste même, de refuser le titre de médecin à celui qui fut le premier rédacteur, le fondateur de la matière médicale : *Ex eo Plinius, Galenus hausit, et tota posteritas.* (Halleri Bibl. bot. I, pag. 80.)

Comment se fait-il que depuis vingt siècles tant de savans écrits n'aient pu nous faire oublier ceux d'Hippocrate et de Dioscoride; que tous les aient copiés, transcrits, jusqu'à leurs erreurs même, pour la plupart?

Notre estimable collègue, le professeur Tourdes, parlant de la vie littéraire de Spallanzani, page 28, a trouvé la cause de la perpétuité de l'erreur dans le défaut des observations, dans leur manque de liaison avec l'expérience. J'ai cru entrevoir la cause de la propagation des erreurs des anciens dans la paresse de l'esprit humain, dans son défaut de maturité. Chaque écrivain sera-t-il donc forcé de payer encore ce tribut?

5. *Pline* fut historien contemporain de Galien et de Dioscoride. Il écrivit contre les médecins; ce fut une erreur et un préjugé de plus dans ses ouvrages et dans son esprit. 1.er Siècle.

Pline a écrit trente-sept livres ou traités sur l'histoire du monde, dont le 28.e, le 29.e et le 30.e parlent de la médecine, et le 12.e jusqu'au 27.e, de la botanique. C'est un compilateur; mais un compilateur utile, même nécessaire. Il faut le lire avec circonspection, il a besoin de commentateurs. Ceux d'Hippocrate l'ont obscurci, ceux de Pline l'ont débrouillé : c'est qu'Hippocrate était dans la nature, et Pline dans Rome, dans le grand monde, au milieu de ses erreurs, de ses distractions, de ses nuages, de ses tourbillons.

Les médecins alors commencèrent, avec leurs sectes pneumatique, épisynthétique, éclectique, à se livrer aux systèmes.

1.er et 2.e Siècles. 6. *Arétée de Cappadoce*, après Hippocrate, fut un modèle d'exactitude et de précision. Ses écrits, ses tableaux des maladies, sont de main de maître. Vous en verrez un bel éloge dans le petit ouvrage du professeur Blumenbach, que j'ai mis sous vos yeux.

Ces deux auteurs, qui ont vécu à près de cinq cents ans d'intervalle, Hippocrate et Arétée, prouveraient seuls l'existence de l'art. Si la médecine n'était pas dans la nature, si les erreurs de Pline avaient pu lui porter atteinte, les écrits d'Hippocrate et d'Arétée lui rendraient sa splendeur, sa lucidité, sa certitude.

Scopoli, en 1769[1], réfuta savamment cette question, tirée des expressions du 29.e livre de Pline : « *an medici olim Roma pulsi* ». Pline, outre plusieurs reproches mêlés d'éloges de la médecine, dit que les Romains, pendant six à sept cents ans, n'avaient pas eu de médecins; mais Scopoli (l. c.) a prouvé par l'histoire, par les médailles et par les autres documens, que Rome a eu des médecins dans chaque siècle écoulé depuis sa fondation jusqu'à sa décadence.

---

1 *Ann. hist. nat. III, p.* 1 — 27.

Oribase est d'un moindre intérêt; c'est un recueil abrégé de Galien.

7. *Cœlius Aurelianus*, quoiqu'en latin mal écrit, a le mérite de la précision, joint à la fidélité des tableaux des maladies. Il a le premier signalé la colique des peintres, dont le traitement empirique paraît bien connu, tandis que l'étiologie de cette maladie reste à connaître, ainsi que je le ferai remarquer plus bas, en parlant de Citois, Dubois, Bouvart et autres auteurs modernes. 5.e Siècle.

8. *Aetius Amidenus*, quoique grec, mit en latin une collection presque encyclopédique des médecins ses prédécesseurs : son ouvrage est estimé parmi les anciens. 6.e Siècle.

9. *Paul d'Ægine* finit l'école grecque venue à Rome, à laquelle vont succéder les Arabes, qui au mérite de nous avoir transmis la médecine grecque n'ont ajouté que leur polypharmacie galénique, pour l'obscurcir et l'embarrasser. 8.e Siècle.

C'est à l'époque du fanatisme oriental, de l'apparition du faux prophète-législateur, vers le 8.e siècle, que la médecine grecque fut transportée en Orient, et de là en Espagne.

Mesué, Sérapion, Avicenne, Albucasis, Avenzoar, Averrhoes, etc., fameux écrivains orientaux, furent célèbres chez une nation courbée sous le double esclavage religieux et politique. 9.e Siècle.

10. *Rhazès* fut le plus célèbre médecin chez les Arabes; il exerça la médecine à Raya, sa patrie, et à Bagdad, villes de Perse : il était musicien, chimiste, philosophe. Le premier, il décrivit la petite vérole, ses symptômes, son traitement. 10.e Siècle.

Haller (Bibl. med. pract. I, 364-376), après avoir consacré douze pages in-4.° aux ouvrages de Rhazès, en ajoute une treizième sur la petite vérole, et il remarque que Rhazès se rapproche de Sydenham, c'est-à-dire de la méthode antiphlogistique, quant au traitement de la petite vérole.

J'ai fait une remarque particulière dans Rhazès. Il parle des charlatans (*de impostoribus*, *ad* Almansor, l. 7, c. 1 et 27), et dépeint leurs manières astucieuses, leurs pointes d'esprit, leurs ruses mystérieuses pour éblouir le peuple, comme j'en ai vu moi-même plusieurs dans le midi de la France et à Paris. Ces récits prouvent que, dans tous les siècles et dans tous les pays, il y eut des charlatans. Le peuple les soutient, les attire; ce sont ses comédiens: mais la honte, l'immoralité des charlatans, et les reproches du peuple, retombent sur les médecins; voici pourquoi.

C'est un fait, il n'est pas d'homme qui n'ait désiré plus d'une fois en sa vie de soulager un être qui souffre, son semblable, un parent, un ami, un ennemi même; l'indigent, le malheureux, excitent son humanité, sa commisération.

Le charlatan, avide d'argent, se couvre de ces vertus apparentes. Pour séduire, pour mieux réussir, il imite, il singe le médecin; il réunit à la jonglerie quelques connaissances en médecine: le peuple l'écoute, s'en amuse un moment; ensuite il croit que, si le charlatan est médecin, les médecins aussi doivent être des charlatans, et voilà l'homme probe et délicat confondu avec le fripon.

Je ne vous parlerai pas de probité : tout médecin est au moins honnête homme; car, s'il s'oubliait, il serait bientôt délaissé par ses confrères, abandonné par la confiance, livré au mépris de l'opinion publique, à la sévérité des lois, aux tribunaux.

Hippocrate aussi a signalé les charlatans, mais à grands traits, et il ne fait qu'en esquisser le tableau : Rhazès les a peints avec les couleurs hideuses qui les caractérisent.

11. *Albucasis* sera le dernier des médecins et chirurgiens arabes dont j'aurai à vous entretenir. Les médecins peuvent se passer de ses écrits; et les chirurgiens en trouveront les extraits, et même les figures de ses machines, de ses instrumens, dans les écrits de Dalechamps, de Gesner, etc. 11.e Siècle.

Pendant les 12.e, 13.e et 14.e siècles, le barbarisme des califes mahométans suffoqua la médecine, ainsi que les autres sciences, et l'émulation. Un petit nombre d'écrivains arabistes d'un mérite médiocre a survécu à ce farouche vandalisme. Les Grecs se réfugièrent en Italie. C'est dans ce beau pays que nous verrons renaître les lettres et tant d'excellentes traductions, dans quelques écoles célèbres et parmi les moines.

12. *L'école de Salerne*, en 1190, précéda celle de Montpellier. Ses préceptes en vers latins sont dictés par la saine doctrine hippocratique. 12.e Siècle.

Plusieurs écrivains de l'école grecque, Constantin l'Africain, Gariopontus, Théodore, Priscianus de Milan, etc., parurent alors.

L'école de Montpellier fut établie en 1160, selon M. Coray (Hist. de la méd. page 187); celle de Paris date de 1220.

13.e Siècle. *Mundinus*, le premier restaurateur de l'anatomie en Europe, parut vers 1300. Si les écrits des Grecs, puisés dans des observations faites d'après nature, avaient pu faire renaître la bonne médecine parmi nous, l'examen de nos propres organes, les traces des maladies, n'étaient pas moins indispensables à mettre sous les yeux des médecins pour fixer l'attention, pour arrêter l'imagination toujours prête à nous égarer, lorsqu'elle n'est pas contenue par des bases fixes, solides et étendues.

Me serait-il permis de vous dire que j'ai lu, depuis l'âge de quatorze jusqu'à vingt-quatre ans, l'anatomie de Winslow, de Boudon, de Dionis, d'Eustachius, de Palfin, etc., sans pouvoir acquérir des idées fixes sur nos principaux organes; tandis que six mois de dissection m'ont mis au niveau des élèves internes de l'hôpital, qui étudiaient et s'exerçaient à faire des pansemens journaliers depuis trois ans? Je dois vous dire encore qu'autant le dessin et les figures m'ont été utiles pour me rappeler les objets déjà connus, autant ils sont inutiles à celui qui n'a pas connu la nature avant les images qui la représentent. En vous faisant cet aveu, je m'aperçois mieux chaque jour du vide de mon éducation première, et je n'en suis que plus convaincu de la nécessité de disséquer soi-même, et de bonne heure, si l'on veut s'épargner des regrets.

Je ne vous parlerai pas d'Albert surnommé le Grand, de Raimond Lulle, d'Arnold de Villeneuve, alchimistes et fanatiques du 13.ᵉ siècle. Il est des esprits qui aiment le merveilleux, qui courent sans cesse après les extrêmes, les nouveautés : leurs écrits font peu de bien et beaucoup de mal. Si dans leur délire ces auteurs ont par fois excité l'enthousiasme et fait quelque découverte, il n'en est pas moins vrai qu'ils égarent l'opinion en s'égarant eux-mêmes.

En voulez-vous la preuve? voyez ce qui nous reste de cet échafaudage gigantesque de ces hommes errans au gré de leur imagination: hélas! leur nom, attaché à quelques recettes, à très-peu de découvertes, à un assez grand nombre de folies.

Bernard Gordon professait à Montpellier, en 1284; la préface de son livre in-8.° (Paris 1542) porte la date de 1305, ainsi qu'une autre édition in-8.° (Lyon 1551), un peu plus étendue, que j'ai aussi. 13.ᵉ Siècle.

Je m'arrête à cet auteur, parce qu'il a parlé trop clairement des symptômes de la maladie siphylitique, pour croire, avec Astruc, que le mal vénérien ne nous est venu d'Amérique qu'au retour de Christophe Colomb, en 1492.

Gruner (dans son *Aphrodisiacus*, pages 25,

26), a relevé les passages de Gordon où des rhagades, des poireaux, des excroissances, des ulcères aux parties génitales, provenant de cause interne ou d'*une matrice infecte*, sont décrits de manière à ne pouvoir les méconnaître.

J'ai cru d'abord devoir vous prévenir à l'égard de l'origine de cette maladie. Le savant Hensler a mis au jour les preuves de l'existence de cette maladie en Europe avant l'époque de la découverte de l'Amérique.

Il nous importe plus, à la vérité, de bien connaître le traitement que l'origine de cette cruelle maladie; mais la vérité fut toujours un germe précieux de lumières, et, lorsqu'elle se présente, nous devons nous empresser de la recueillir.

13.e Siècle. En 1260 Pitard fonda à Paris un collége de chirurgie. Salicetus, Lanfranc, Gui de Chauliac, parurent au commencement du 14.e siècle.

15.e Siècle. *Joan de Tornamira* et *Valescus de Taranta* professaient à Montpellier, en 1418.

Ce fut l'époque de la régénération des lettres en Europe. Théodore Gaza vint d'Orient en Europe nous enrichir de savantes traductions.

L'imprimerie fut découverte à Strasbourg, par Gutenberg, vers 1440. En 1447 il retourna à Mayence, son pays natal : là, associé à Faust et à Schæffer, l'invention fut perfectionnée. La fonte des lettres dans des moules ou matrices fut inventée par Schæffer : mais les lettres mobiles le furent quinze années auparavant, à Strasbourg, par Gutenberg.

La gravure en bois et sur métaux, l'imprimerie des cartes, existaient auparavant; mais l'art de l'imprimerie, les lettres mobiles, qui constituent cet art, ne datent que de cette époque. 16.e Siècle.

Le commencement du 16.e siècle vit paraître les Vesale, Fallope, Eustachius, Bérenger de Carpi, Robert-Étienne, Columbus, Cornarus, Valla, Guntherius, Linacre, Fracastor, savans médecins et anatomistes.

13. *Benivenius*, florentin, fut le premier qui en Europe rédigea des observations de médecine clinique, espèce de tableaux journaliers, dont déjà Hippocrate, dans ses Épidémies, avait donné l'exemple.

Nous verrons plus loin que Sydenham a cru trouver dans la multitude d'observations le même obstacle aux progrès de la médecine que je trouve aujourd'hui dans la trop grande quantité de livres. Vous jugerez si nous avons eu tort ou raison, l'un et l'autre.

Après la clinique au lit des malades, les observations, brièvement et fidèlement rédigées, nous offrent les colonnes de l'art et le cachet des vrais médecins. Mais, pour juger de leur véracité, il faut être déjà en état de pratiquer, d'observer soi-même : c'est-là la pierre de touche, le creuset d'épreuve des bons médecins ; car comment juger du mérite du médecin sans être médecin soi-même ?

A la même époque une foule de savans botanistes-médecins mirent à contribution le

16.e Siècle. talent des imprimeurs, celui des dessinateurs, des graveurs et des peintres, pour étaler les riches couleurs et les formes variées des plantes, relativement à la médecine.

14. Les bords du Rhin peuvent encore s'enorgueillir d'avoir vu naître les Tragus, les Brunfelsius, les Bauhin, les Fuchsius : tandis que Sienne vit naître Matthiole; Paris, Ruellius; le Mans, Belon; Lyon, Dalechamps; Zuric, Conrad Gesner, etc.

Gesner, né en 1516, mort en 1565, nous a laisssé plus de trente ouvrages imprimés (environ cinquante volumes), dont aucun n'est médiocre. Il fut médecin, polygraphe, historien, botaniste, et surnommé tantôt le grand Gesner et tantôt le Pline de l'Allemagne.

L'impulsion fut telle que dans un demi-siècle la botanique et la gravure en bois furent portées à un point de perfection qui étonne même aujourd'hui.

15. *Paracelse*, qu'il faut signaler comme écrivain forcené et scandaleux pour les lettres, mourut en 1541, âgé de 47 ans. Il se vantait de donner l'immortalité, et prétendait à la longévité; mais, ivrogne comme Brown et plus passionné encore, doués l'un et l'autre d'un génie mêlé de folie, ils ont fait beaucoup de mal et peu de bien à la médecine. Ils méritent d'être notés, mais non d'être étudiés.

16. *Pierre Brissot*, médecin de Paris, en 1500, rappela la médecine des Grecs, et fit saigner du côté malade pour la pleurésie, au lieu du

côté opposé, comme les Arabes et les médecins ses contemporains. Cette innovation lui attira des querelles sérieuses, même des persécutions, de la part des médecins et du parlement de Paris. 16.e Siècles

Guastavinius (Haller II, 400), de Florence, fit saigner du côté de la douleur. Fut-ce avec succès ? c'est ce que Haller ne dit pas.

Un certain Casalenus vint soutenir la révulsion contraire en 1605, mais sans appui ni succès.

Léonard Botall, piémontais, médecin de Charles IX, fut un célèbre partisan de la saignée : il abusa de ce grand moyen et de son crédit. C'est encore un des auteurs qu'il ne faut lire qu'avec circonspection.

La *constitution criminelle Caroline,* que nous pouvons regarder comme le fondement de la médecine légale, parut d'abord en 1533, à Ratisbonne, en 2 volumes. Cette alliance du droit, de la jurisprudence, avec la médecine, donna à cette dernière un nouveau lustre, un nouveau degré d'utilité.

Il me suffira de vous indiquer, dans leur rang, les principaux auteurs qui se sont occupés de la médecine légale. Un de nos collègues, le professeur Tinchant, est chargé de ce cours : il n'oubliera rien de ce qui peut vous être utile dans cette partie.

En 1573 parut à Francfort l'ouvrage de Struppe, sur la police de la médecine : depuis cette époque, Zacchias, en 1659 ; Alberti, en 1725 ; Ludwig, en 1765 ; Hebenstreit, en 1753 ;

16.ᵉ Siècle. Bohn, en 1755, et Fort. Fidelis, en 1598, ont écrit sur la médecine légale.

17. *Luisinus, Aloys., de morbo gallico omnia quœ extant; Ven.* 1566 *et Lugd. B.* 1738, in-fol., en 2 vol. éd. Boerhaave : bonne collection, recueil de cinquante-neuf auteurs différens. (Haller, med. II. 100, chir. 223; Astruc, 488.) Vingt auteurs sont ajoutés à l'édition qu'a donnée Boerhaave.

18. *L'école de Paris* rétablit la doctrine d'Hippocrate. Hollier, Duret, Baillou, en furent les restaurateurs. Fondée sur le plan de la nature pour la guérison des maladies, cette méthode ne peut varier que par l'analogie des faits mal appliqués ou mal interprétés.

Lommius, Belge, donna en 1560 des observations en un petit volume in-8.°, qui a pris le nom d'*opusculum aureum*, et celui de tableau des maladies : il fut réimprimé et traduit en plusieurs langues, tant les descriptions étaient fidèles et précises.

Pierre Franco, en 1556, publia son ouvrage sur les hernies et la taille, in-8.°; Lyon, 1561 : ouvrage curieux à cette époque.

Foesius, de Metz, interprète et commentateur d'Hippocrate; après lui Valesius, Espagnol; Jacot; Duret, à Paris; Prosper Martian, à Rome, 1626, 1652, etc. : mais

19. *Martian* seul est utile et nécessaire, parce qu'il a interprété son auteur au lit des malades. Son ouvrage est rare; les médecins auraient dû le traduire, l'imiter et le multiplier.

Louis Mercatus, Espagnol, est un des premiers qui aient traité des fièvres rémittentes pernicieuses ; in-8.°, 1572. 16.e Siècle.

Riolan, père, en 1577, donna plusieurs ouvrages, et fut éditeur d'un de ceux de Fernel, mort en 1558.

Ambroise Paré, en 1575, fut célèbre comme chirurgien : son ouvrage in-folio n'est pas commun ; il est utile sans être indispensable. Il était habile, mais crédule, ayant des préjugés, l'amour du merveilleux, et peu d'érudition.

Jacques Guillemeau, son élève, avait reçu plus d'éducation ; il recueillit une plus ample moisson de faits, et inventa moins que Paré : il mourut en 1609. On trouve dans ses ouvrages in-folio, édition de Rouen, 1649, page 699, l'observation de l'anévrisme du bras opéré par une seule ligature de l'artère ; méthode que J. Hunter et Scarpa ont renouvelée et peut-être inventée de nouveau : du moins j'en dois la remarque à ce dernier.

Jean Schenck, médecin à Fribourg, disciple de Craton, a laissé un recueil d'observations, qui ont servi à Bonnet et à Morgagni pour leurs ouvrages : il a écrit en 1584 — 1599.

Huarte, Espagnol : *Examen des esprits*, en 1580, in-12, trad. en français.

Joubert avait donné son Traité sur les erreurs populaires, en 1560.

20. *Pet. Foresti*, d'Alcmær, 1588 : *Opera*, in-fol. 1614 — 1653. C'est un élève de l'école de Padoue, et fut très-bon observateur.

16.e Siècle. 21. *Nicolas*, 1580, et *Charles Pison*, père et fils, de Pont-à-Mousson : leurs ouvrages, que Boerhaave a fait réimprimer en 1736 et en 1714, mais le second principalement, sont des livres utiles et nécessaires. Ce sont des observateurs judicieux et véridiques, qui ont recueilli nombre de faits pratiques.

22. *Eugalenus : de Scorbuto* (in-8.°, 1588); premier recueil sur cette maladie. Lind en a fait l'extrait, n.° 106, et donné un traité complet sur cette maladie.

23. *Barth. Castelli*, de Messine: *Lexicon medicum græco-latinum*, in-4.°, 1697, 1747; ouvrage précieux, qui sert à interpréter Hippocrate; écrit en caractères ordinaires, ensuite en grec. Il a eu plus de douze éditions; il est indispensable.

En 1597 parut le livre de *Tagliacot*, sur l'art de réparer les parties coupées (*De curtorum incisione per chirurgiam*), in-8.° (Rome, 1597; Francofurti, 1598); ouvrage bien remarquable dans les annales de l'art, mais plus curieux qu'utile.

17.e Siècle. 24. *Fél. Plater*, de Bâle, en 1602 — 1625, a donné plusieurs traités savans et utiles. (Haller, *Bibl. med.* II, 253.)

En 1680, son neveu fit imprimer, à Bâle, des observations motivées, qui servirent à Sydenham, n.° 46, et à Sauvages, n.° 82, à classer les maladies : classifications utiles et nécessaires alors, non pour fixer les espèces de maladies, qui ne sauraient l'être, mais bien pour fixer l'attention des observateurs.

Riolan, fils, en 1605, a beaucoup écrit sur l'anatomie pour l'école de Paris, et contre Harvée et la circulation. (Haller, II, 370.) 17.e Siècle.

Petri Salii Diversi Tractatus de febre pestil., in-8.°, 1656; ouvrage d'un bon observateur.

25. *Prosper Alpin: Medicina Ægyptiorum*, in-4°, 1648; *Ejusdem de præsagienda vita et morte*, in-4.°, 1710, édition de Boerhaave. Judicieux et savant médecin, qui a bien observé : les savans qui ont voyagé en Égypte, ont sanctionné la confiance déjà acquise à ses immortels écrits.

26. *J. Bauhini Historia plantarum*, in-fol. 1650, 3 volumes; *Opus posthumum.*

C. Bauhini Pinax, in-4.° 1623 : livre nécessaire. Ces deux illustres frères furent botanistes et médecins.

27. *Fabricii Hildani Opera*, in-fol. 1687 : excellent recueil.

Roderic a Castro, Espagnol, en 1603, a écrit sur les maladies des femmes et sur la médecine légale : ouvrages nécessaires alors, utiles encore, sans être indispensables.

Jacobus Zwinger, filius, Bas. 1606, n'est pas sans mérite, quoique prévenu d'alchimie. Son père Théodorus, qui a écrit en 1568, vaut mieux.

Guido Pancirolli : De rebus memorabilibus deperditis, in-4.°, 1646; ouvrage curieux à lire une fois.

Curé de Lachambre, médecin de Louis XIII, à Paris, 1645 : l'*Art de connaître les hommes.*

17.e Siècle. *Brown*, médecin anglais, en 1672; et *Primerosus*, en France, *de vulgi erroribus*, 1630, ont traité la même question. M. Richerand vient de nous donner un excellent ouvrage sur la même matière.

L'esprit humain a aussi ses écarts et ses maladies : il faut donc que le médecin l'envisage sous plusieurs rapports et dans les diverses classes de la société.

Locke, Condillac, Buffon, Cabanis, Roussel, de Tracy, de Villiers, de Gérando, etc., se sont exercés sur l'entendement humain ; mais la matière n'est pas épuisée.

Les anciens avaient leur manière de voir particulière. C'est en comparant leurs écrits avec ceux des modernes et avec nos propres observations, que nous pourrons fixer nos idées à travers les dédales de la métaphysique.

28. *Fr. Citois Poitevin*, 1616 : *de Colica pictorum*, ouvrage curieux à cette époque. Il présume que les vins acerbes sont la cause de cette colique. Il n'emploie point l'émétique, mais les purgatifs réitérés et violens.

Langius avait, selon Haller (II, 350), connu cette maladie 70 ans auparavant, et même Paul d'Égine : il était réservé aux Français, à des moines de la Charité de Paris, d'en faire connaître, quoique empyriquement, le vrai remède, qui est l'émétique réitéré ; mais la vraie étiologie de cette colique a échappé à tous les médecins. Nous en parlerons aux articles *Tronchin* et *Bouvart*, n.o 107.

Stockhusen, médecin des mineurs à Goslar, a donné, en 1656, un petit traité de la colique occasionée par la vapeur de la litharge. (Voyez n.° 39.) 17.e Siècle.

29. *Sanctus Sanctorius*, professeur à Padoue, 1602-1631; excellent auteur: *De methodo vitandorum errorum in arte medica.*

De Medicina statica, 1614. Cet ouvrage vaut moins que le premier, quoiqu'il ait fait la réputation de l'auteur.

Pauli Lentuli Historia admiranda de inedia (Berne, 1604), c'est-à-dire, d'une abstinence parfaite, pendant trois ans, chez une fille de dix-huit ans, sans être réglée, sans rendre aucun excrément : elle fut gardée à vue pendant onze mois; ensuite elle se rétablit.

On a vu un cas analogue chez le jeune homme de Châteauroux, près d'Embrun, qui fut sans manger depuis quatorze jusqu'à dix-sept ans, en 1772-1775. Il se lavait la bouche avec de l'eau fraîche, tous les matins, sans pouvoir en avaler une goutte. Je l'ai vu, en 1775, avec MM. Guettard et Faujas; il mangeait alors, mais depuis peu et avec peine : il se remit, se maria, devint ivrogne, crapuleux, et mourut à vingt-sept ans.

Daniel. Sennerti Opera, in-fol. 6 vol. Il était professeur à Wittemberg; fameux écrivain, verbeux, ennuyeux à lire, quoiqu'il ne soit pas sans mérite. Réimprimé en 1650 — 57, 1676, etc.

Je placerai au nombre des livres utiles à un

17.e Siècle. médecin l'*Epitome Dan. Sennerti*, donné par Bonet (Genève, in-fol. et Aven. 1655). Sans être indispensable, ce livre fait connaître l'état de la médecine à ces époques.

Louise Bourgeois Leboursier (in-8.°, Paris, 1608) publia un livre sur les accouchemens, l'avortement, etc.; prudent écrit pour une femme auteur, à cette époque.

Vous ne pensez pas, Messieurs, que les vastes et profondes connaissances de la médecine, sorte de magistrature d'autant plus critique, plus importante et plus délicate, qu'elle ne saurait avoir de règles fixes, ni être assez surveillée par l'autorité, puisse jamais être conférée au beau sexe : lisez Roussel et Cabanis, ou plutôt observez, sans prévention, ce sexe aimable et mobile, et vous jugerez si un sage gouvernement peut confier l'exercice de la médecine à des femmes.

30. *Baillou*, 1616, médecin hippocratique de Paris, dont les ouvrages sont estimés et furent réimprimés par Thevart et par Tronchin.

Laz. Riverius, professeur à Montpellier, en 1640 : *Opera*, in-fol. 1663; ouvrage verbeux, nécessaire à cause des observations, sans être indispensable.

Adr. Spigel, de Bruxelles, 1632 — 1664, estimé pour l'anatomie, mais au second rang.

Pet. Castellus, de Messine, 1628 — 34, faisait grand cas de l'émétique, ou plutôt de l'ellébore; le savant Schulze, en 1719 et 1743, a traité la même question, de l'elléborisme des anciens :

ouvrages utiles pour la connaissance de la médecine hippocratique. 17.e Siècle.

Et. Strobelberger, de Graetz, médecin de Montpellier, dans un petit livre in-24, 1621, intitulé, *Gallia politico-medica*, a parlé de la France avec une précision et une véracité remarquables. Les jeunes médecins auraient besoin de suivre son exemple en voyageant.

31. *Paul Zacchias*, médecin du pape : *Quæstiones medico-legales*, 1621 ; ouvrage généralement estimé, mais verbeux, suranné même.

32. *Bacon de Verulam* : ses ouvrages ont paru en 1623 — 1650 ; tous sont étonnans par l'élévation et la profondeur des pensées, dont plusieurs ont anticipé sur les siècles futurs. On les a réimprimés, traduits en toutes langues. Son *Novum organum*, l'*Historia vitæ et mortis*, etc., sont très-utiles à lire et à méditer.

33. *Van Helmont* : *Opera* in-4.° 1648 ; plusieurs traités, tous aussi singuliers que nouveaux, et souvent inintelligibles. Il est bon à connaître pour lui-même, pour l'histoire de l'art et pour celle de l'esprit humain. Cet auteur est plein de génie ; il a un bon tact : mais il est mystérieux, alchimiste et fanatique.

34. *Guil. Harvei Exercit. de motu cordis et sanguinis*, in-4.°, 1628, réimprimé plusieurs fois. Il a vu le cœur à nu sur un écossais vivant. J'ai vu le péricarde et ses battemens chez un enfant de douze à treize ans, scrofuleux, dont la carie avait détruit une partie du sternum, à

17.e Siècle. Charbillac dans le Champsaur, en 1778; j'ignore la suite de cette maladie.

Harvée démontra la circulation du sang, que Platon, Hippocrate et Césalpin avaient soupçonnée. Protospatharius, Galien et Columbus ont parlé assez clairement de la circulation pulmonaire : on sait que ce fut à l'école de Vésale, que Columbus remplaça, qu'il fit, en 1544, ses démonstrations, par conséquent avant Servet, dont l'ouvrage intitulé *Christianismi restitutio* ne parut qu'en 1553. (Voyez Dutens, Découvertes des anciens, vol. 2, p. 42; Théoph. Protospath. Anat. p. 65, 172.)

Gui Patin, savant écrivain, vers 1649, surnommé le Gazetier, mérite à peine d'être cité, si ce n'est pour l'histoire de la médecine et pour quelques anecdotes du temps; éd. posthumes, 1685, etc.

Zacuti Lusitani Opera, in-fol.°, Lisb. 1642, 2 vol. Médecin verbeux, utile, mais peu nécessaire.

Philib. *Guibert* : *Le médecin charitable*, Par. 1660; livre utile, quoique populaire.

35. Marc-Aur. *Séverin : de recondita Abscessuum natura*, in-4.° 1630; ouvrage singulier d'un homme courageux et instruit, par fois cruel dans ses opérations, employant le fer et le feu sans ménagement. On ne peut lui refuser d'avoir fait faire à la chirurgie de nouveaux progrès.

Sim. *Pauli Quadripartitum botanicum*, 1639 et 1667 : espèce de matière médicale tirée du règne végétal, compilée avec labeur, sans beaucoup de choix. 17.e Siècle.

Van der Linden : De scriptis medicis, Amst. 1662; espèce de catalogue alphabétique, sans autres renseignemens que la date des éditions; utile cependant, en ce qu'il est étendu, et qu'il fait connaître les livres anciens. Merklin, en 1686, a donné à Nuremberg une nouvelle édition plus ample, avec la vie de l'auteur, sous le nom de *Lindenius renovatus*.

Son fils, professeur à Leyde, a donné plusieurs ouvrages en 1658, entr'autres une bonne édition des œuvres d'Hippocrate (n.° 1).

Jac. *Primerosus*, médecin à Bordeaux, et successivement à Londres : *De erroribus vulgi*, in-16, Amst. 1630; excellent livre pour le temps, à cause des abus qu'il a fait connaître concernant la médecine et les médecins.

36. *Sylvius* (Fr. Deleboe, *Opera*, Genev. 1731), professeur à Leyde en 1676, partisan de van Helmont, fondateur de l'école Hollandaise, sectateur chimiste, ce qui nous oblige de vous le rappeler; car on peut dire que ses ouvrages, oubliés aujourd'hui, ont fait plus de mal que de bien à la médecine.

René *Chartier*, médecin de Paris, fit paraître, en 1639, une édition complète d'Hippocrate et de Galien, en treize vol. in-folio : ouvrage effrayant pour la lecture, estimé cependant comme recueil; mais on préfère Fœsius en 2 volumes, ou même van der Linden.

37. Thom. *Bartholin*, savant danois, anatomiste,

17.e Siècle. qui eut beaucoup de part à la découverte des vaisseaux lymphatiques, vers 1680. Il voyagea en France, en Italie, en Allemagne : il a donné plusieurs ouvrages d'anatomie. Vous verrez Gall lui faire honneur d'avoir le premier commencé la dissection du cerveau par sa base, méthode bien plus facile pour suivre les développemens et la formation des nerfs dans la pulpe cérébrale, ainsi renversée.

Haller, *Bibl. anat.* 400, 407, a donné un aperçu de ses ouvrages très-nombreux et très-intéressans.

Rudbeck, Suédois : *Vasa lymphatica*, 1650. (Haller, 1, 447; Glisson, 1644.)

Warton : Adenographia, in-8.°, 1656.

38. Nicol. *Tulpius*, savant médecin et bourguemestre d'Amsterdam : *Observationes medicæ*, 1641 ; plusieurs éditions. Excellent petit ouvrage, in-8.°; 200 observations environ : ouvrage mâle et original.

Pecquet et *Higmor*, 1651, ont rendu des services à l'anatomie et à la médecine.

(Halleri *Bibl. anat.* 442.)

Malpighi, 1655, *prof. Bononiensis :* pour l'anatomie et les observations microscopiques.

Conr. Vict. *Schneider*, prof. à Wittemberg : *De osse cribriformi*, in-12, 1655, où il prouve, contre les anciens Galénistes, que les humeurs du cerveau ne sauraient pénétrer dans le nez ni la bouche, aucun passage ne leur étant ouvert.

Ne pourrait-on pas dire que la question ne

sera bien résolue que lorqu'on aura décidé, si nos organes, les membranes et les nerfs, ne seraient pas au moins susceptibles de servir, comme des mêches, à filtrer et à porter les humeurs, les fluxions, d'un organe vers un autre, comme les nerfs servent de conducteurs à la sensibilité, les fibres musculaires à l'irritabilité, quels que soient les gaz ou les fluides qui en sont les agens immédiats; agens dont nous ignorons la nature? Plusieurs auteurs doutent encore, ou même nient leur existence. Mais les effets frappent; les causes et le *comment* nous échappent. Je laisse à votre sagacité, à votre sagesse, le soin de méditer, de mûrir ces réflexions.

39. Sam. *Stockhusen : De lithargyri noxio*, in-12, Goslar 1656; trad. à Paris, in-12, 1776 (v. Gardane, n.° 106). Ce médecin allemand connut empiriquement le vrai traitement de la colique des peintres, mais non la maladie.

Christoph. *Bennet : Theatrum tabidorum*, in-8.°; petit ouvrage trop resserré, mais riche en faits; Lond. 1656.

Kircher, jésuite, a écrit sur l'aimant, sur la Chine, le monde souterrain, etc. Il donna, en 1654 et 1657, deux ouvrages sur les fondemens et l'exercice de la médecine : nouvelle preuve de l'utilité de l'art et des services qu'il peut attendre de savans philosophes et physiciens, tels que Démocrite, Aristote, Plutarque, Pline, Descartes, Newton, Bacon, Buffon, Bonnet, Spallanzani, Needham, etc., qui, dé-

17.e Siècle. gagés des préjugés des écoles, se sont élancés hors de la sphère de la médecine, y ont jeté tour à tour des rayons d'une lumière d'autant plus vive qu'elle est plus insolite et plus indépendante; mais parfois aussi des hypothèses, des systèmes, dont les vrais médecins, avec le temps, ont soin de faire justice.

Hippocrate nous l'a déjà dit : il ne faut rien rejeter avec mépris, avec dédain et témérité; mais il ne faut rien adopter aveuglément, avec enthousiasme et sans examen. *Sacra sacris, profanis vero nefas,* a dit Hippocrate en parlant de l'art.

40. Jaq. *Bontius*, en 1658, donna ses observations, ses éphémérides météorologiques, à Java, imprimées avec les ouvrages de Pison et de Prosper Alpin. C'est dans cet auteur qu'il faut prendre les premières idées de la fièvre jaune ou mal de Siam, qui n'est au fond que la fièvre putride d'Europe, aggravée par l'intensité de chaleur humide des climats chauds : car la chaleur sèche fait des momies naturelles; mais la chaleur humide décompose, pourrit le bois, les souliers, oxide les métaux, en un mot décompose tout, et attaque même les corps vivans, lors surtout qu'ils sont déjà affaiblis, peu acclimatés, etc. Nous y reviendrons, en parlant de Lind et autres voyageurs modernes qui ont traité *ex professo* de ces maladies.

41. *Scultet*, médecin à Ulm, en 1645, donna son Arsenal de chirurgie, ou *Armamentarium.*

Diemerbroeck: Opera, in-4.°, 1688, 2 vol.; anatomie pathologico-médicale, traité de la peste : ouvrages utiles, mais médiocres. 17.e Siècle.

Thom. *Brown*, anglais, a écrit en 1672, et ses ouvrages concernant les erreurs populaires sur la médecine ont paru à Paris en 1732, in-12.

42. *Wepfer*, de Schaffhouse : *Observationes anatomicæ*, 1658 ; *de morbis capitis*, posth. ; *de cicuta*, 1679. Excellent homme, observateur véridique.

43. Thom. *Willis : Opera*, in-fol. et 4.°, 1682. Il a traité de l'anatomie pathologique, *de anima brutorum* ; pharmacopée générale. Quoique systématique, dévoué aux chimistes de son temps, il est nécessaire à connaître.

Blasii Anatomia animalium, in-4.°, 1681 : livre utile, mais peu exact.

Lautier (Haller, Anat. I, 483) a donné l'histoire d'un fœtus qui a resté trente ans dans les entrailles de sa mère.

Sinibaldus a recueilli à Francfort, en 1669, ce fait et plusieurs autres. Strauss, à Giessen, en 1661, a donné les mêmes observations.

Malpighi et *Borelli* ont fait faire des progrès à l'anatomie.

Bellini a donné à Padoue et à Strasbourg ses ouvrages d'anatomie.

Drelincourt, de Toulouse, prof. à Leyde, enseigna Boerhaave ; mais l'élève surpassa son maître.

J. Dan. *Major*, prof. à Kiel : *Chirurgia infusoria*, in-4.°, 1667. Cette découverte parut en 1664. Elle fut de mode à Paris. (Journal des savans, 1667.) Haller, Anat. I, 555 et 556, rapporte le

17.e Siècle. pour et le contre. La découverte passa en Italie, en 1668, et en Angleterre, en la même année.

Haller (II, 252) et Blumenbach (299) ont rapporté les époques, les écrits, les disputes et les accidens de ce rêve médicinal.

Nic. *Hobocken*, Harderovic. : *Anatomiæ secundinæ*, etc.; comme anatomiste, il est utile, mais peu nécessaire.

Fr. *Redi Opera*, in-4.°, Ven. 1684 : curieux expérimentateur pour l'anatomie comparée, les insectes.

44. *Graaf*, Reinh., de Delft : *De virorum organis generationi inservientibus*, in-8.°, 1668 : curieux ouvrage, terni par les plaintes amères de l'auteur contre Swammerdam.

Fréd. *Ruisch*, célèbre anatomiste de la Haie, prof. à Leyde : étonnant par ses dissections, ses préparations, ses injections anatomiques. Il a publié de nombreux et savans ouvrages.

La Société royale de Londres commença son projet d'établissement en 1645 ; mais son premier volume ne parut qu'en 1665. Ici reparaît la chirurgie infusoire avec un succès apparent.

Jean *Swammerdam* commença à faire paraître ses ouvrages en 1663 ; ils sont tous renfermés dans la belle édition de Boerhaave : *Biblia naturæ*, in-fol. 1737, en latin et en hollandais.

Jean *Mayow*, d'Oxfort, a donné divers traités. C'est le premier qui, en 1674, a parlé de la coloration du sang dans le poumon par l'impression de l'air imprégné du *nitre aérien* : curieuses hypothèses, bons ouvrages.

45. Fr. *Mauriceau*, *Traité des maladies des femmes*, etc. in-4.°, Paris, 1669. Bon accoucheur praticien; il réfuta, un peu durement, les prétendues erreurs de Rousset sur les pessaires. 17.e Siècle.

J. *Locke*, 1690, *Traité de l'entendement humain*, trad. en français en 1700; ouvrage métaphysique, qui peut nous apprendre à raisonner et à douter.

Brunner, Suisse, prof. à Heidelberg : *Diss. de fœtu bicipiti*, in-4.°, Strasbourg, 1672. Un fœtus semblable a été donné, en l'année 1809, à la Faculté, par M. Hesser, médecin de cette ville. Les papiers publics rapportent la naissance de deux filles vivantes, adhérentes par le ventre, depuis le cou jusqu'au nombril.

Au reste Fortun. Lycetus, gênois, professeur à Padoue, en 1616, nous a laissé tant de récits singuliers et même bizarres, dans son recueil sur les monstres, qu'un fait de plus ne fait que confirmer la possibilité, sans ajouter aux faits déjà trop nombreux des écarts monstrueux de la nature.

Leuwenhoeck, 1673-80, sans être médecin, nous a appris à connaître les globules du sang, les animalcules infusoires et spermatiques, les fibres élémentaires, les animaux et les élémens les plus simples de la vie. C'est dans les transactions de la Société royale de Londres, depuis n.° 102 à 380, que se trouvent insérées les observations de cet homme étonnant. Il s'est quelquefois trompé, mais de bonne foi.

Lorsque nous vous parlerons de Spallanzani

17.e Siècle. et des globules du sang, je vous dirai ce qu'il y a de vrai à cet égard, ou du moins ce qui m'a paru tel.

Mériter la confiance de ses élèves, aimer la vérité et la justice, honorer la mémoire de ceux qui nous ont appris à marcher dans la carrière des sciences naturelles : tels sont les principes qui doivent diriger tout professeur public qui sait respecter son auditoire, et se respecter lui-même en remplissant ses fonctions.

Duverney, académicien de Paris, et *Peyer*, de Schaffhouse, son élève, ont fait faire de nouveaux progrès à l'anatomie humaine et à l'anatomie comparée, vers la fin du 17.e siècle, tant sur les organes de l'ouïe, sur le bas-ventre, que sur les animaux ruminans, etc.

Mery, membre de la même académie des sciences, a écrit, à la même époque, sur les mêmes objets et sur le siége de la cataracte.

46. *Dionis*, chirurgien et professeur à Paris, a écrit sur l'anatomie, sur les accouchemens, sur les opérations de chirurgie, et contre la transfusion du sang, proscrite par le parlement de Paris, après avoir séduit quelques médecins et fait schisme vingt-cinq années auparavant.

Desnoues, chirurgien de Paris, en 1680, parla pour la première fois des préparations anatomiques en cire. Refugiée en Italie avec son auteur, cette découverte y a fait des progrès, et s'y est perfectionnée, surtout à Florence.

Nuck, professeur à Leyde, fit connaître, en 1682, les organes salivaires, sous le nom de *Sialogra-*

phia, in-8.°, Leyde, 1695 ; *Adenographia*, ou traité des glandes, in-8.°, 1691 - 96. 17.e Siècle.

Stalpart van der Wiel, Hollandais, trad. par Planque, a donné un grand nombre d'observations curieuses; in-8.°, 2 vol.

Haller, III, 520, fait cas de cet auteur. Il sut recueillir, entasser; mais non enrichir l'art.

47. Thomas *Sydenham*, médecin anglais, mort en 1689, à l'âge de 65 ans. On l'a surnommé l'*Hippocrate anglais*. Sa doctrine antiphlogistique, c'est-à-dire, tempérante et rafraîchissante, a fait époque, surtout relativement à la petite verole.

Boerhaave, un des premiers, en a fait la remarque : c'est en observant les mouvemens de la nature, la marche et les périodes des maladies, que Sydenham mérita le nom d'Hippocrate anglais.

Nous aurions dû le placer plus tôt, mais sa doctrine ne fut en vogue qu'après sa mort. C'est un auteur classique; indulgent pour la saignée, pour la purgation et pour le laudanum; un peu routinier, manquant de génie; mais il a un bon sens droit, et une véracité antique et religieuse. Ses ouvrages ont été imprimés à Leyde, in-8.°, 1754; Genève, 1717, 2 vol. in-4.°

On a traité Sydenham d'empirique; mais il faut savoir que la médecine n'est que l'empirisme soumis à l'analogie, au raisonnement. Dans sa préface (page 21), il blâme les observations isolées. Il a le premier donné l'idée des classifications nosologiques d'après la méthode des botanistes, et Sauvages, en 1732, a exécuté ce projet.

17.ᵉ — 18.ᵉ Siècle. Géd. *Harvée,* médecin satirique : *Ars curandi per expectationem ;* ouvrage auquel Stahl, in-8.° 1730, a donné plus d'importance qu'il ne méritait. La nature guérit ; mais parfois elle s'assoupit, suffoque, s'égare même : car ses transports, sa réaction trop violente, épuisent les forces, tuent souvent les malades ; c'est donc au médecin à l'étudier, à la connaître, à la diriger, à la modérer.

48. Théoph. *Bonnet,* médecin genevois, a fait plusieurs ouvrages. Le plus précieux, le seul indispensable à consulter, est le *Sepulchretum anatomicum,* in-fol. 1679, 2 vol., et 1700, 3 vol.

Son abrégé de *Sennert* est moins nécessaire, mais utile.

Jacq. *Manget,* grand écrivain compilateur. Il a donné 14 à 15 vol. in-fol. ou in-4.° sur la médecine, l'anatomie, etc. 1683-1722.

Ten Rhyne, Hollandais, nous apporta la méthode indienne et chinoise de l'acuponcture, en 1683 : médecine stimulante et irritante, qui réveille, déplace la sensibilité, la portant vers la peau. Le même auteur a traité de la goutte.

49. *Tournefort* vint à Paris en 1689 ; il y professa la botanique jusqu'en 1708. En 1700 il fit un voyage en Grèce. Il avait publié ses Élémens de botanique en 1694. Il fut le premier botaniste de son siècle. Son voyage au Levant peint un homme grave, antiquaire érudit, grand botaniste, bon médecin.

Nic. *Venette,* médecin de la Rochelle, a traité de l'amour conjugal, 1687, 1688, etc. ; mais l'auteur a souillé son livre, et sa réputation, par des expressions obscènes, même indécentes : in-12 ; Lyon, 1769 ; 2 vol. 17.e — 18.e Siècle.

50. Thom. *Burnet*, anglais. *Hippocrates contractus ;* in-8.°, 1685. Cet extrait, si toutefois il était permis de toucher au dépôt sacré de la médecine d'Hippocrate, malgré plusieurs répétitions et quelques fausses explications physiques et physiologiques que renferment les écrits du père de la médecine, est très-utile.

Jacob *Constant*, Suisse, a écrit plusieurs traités sur la chirurgie, la médecine et la pharmacie populaires ; ouvrages médiocres, plus nuisibles au peuple et à l'art qu'ils ne sont utiles aux médecins.

Nic. *Blegni*, chirurgien de Paris, 1678. Il parle de l'antique existence de la maladie vénérienne, même du temps de Moyse, mais sans preuves directes ; d'un enfant de Toulouse extra-utérin, incrusté et cartilagineux, qui a resté vingt-cinq ans dans le sein de sa mère. *Bayle* a parlé du même enfant. *Blegni* a publié d'autres écrits. (Haller, 3, 356.)

51. *L'Eméri*, Nicolas, chimiste de Paris, a fait un dictionnaire des drogues simples ; in-4.°, Paris, 1698 et 1727. Bon recueil pour le temps ; il vient d'être réimprimé.

Gauthier *Harris : Maladies des enfans*, en latin, in-12.°, 1689 ; bon pour le temps.

B. Mich. *Valentin*, professeur à Giesse, a beaucoup écrit sur la médecine légale, mais d'une manière prolixe et peu châtiée. Ses ouvrages sont des recueils utiles à consulter.

17.e — 18.e Siècle. 52. Bern. *Ramazzini*, professeur à Padoue, a écrit sur les maladies des artisans, ouvrage original, précieux même, trad. en franç. par M. Fourcroy, en 1777, in-12.°; *Opera*, in-4.° 1717, contenant des dissertations sur les constitutions épidémiques, et divers traités.

Jean-Marie *Lancisi*, archiâtre du pontife Clément XI, a écrit sur les morts subites, sur les anévrismes, sur le danger des marais pour les nouveaux arrivés à Rome, etc. *Opera*, in-4.° 1718. Excellent homme comme praticien, médiocre comme écrivain.

Musgrave : de Arthritide, in-4.°, Genève, 1736; bon ouvrage.

Devaux, chirurgien de Paris, a écrit sur les rapports en chirurgie; in-12.°, 1727 : il a donné une liste funéraire des médecins de Paris.

53. Fréd. *Hoffmann*, né en 1659, mort en 1742, à l'âge de 83 ans. Il a beaucoup écrit et pratiqué en même temps. Il m'a paru meilleur sous ce dernier rapport : prudent solidiste, qui eut bien la conscience de son sujet; car plusieurs de ses traités sont frappés au coin du génie, tandis que leur exécution est d'une langueur traînante et verbeuse. *Opera*, in-fol.°, 6 volumes; énorme recueil, aussi volumineux que les écrits de Galien.

Cohausen, en 1746, in-8.°, a donné un excellent abrégé de la doctrine de Hoffmann; ouvrage posthume, dans lequel l'auteur compare sa doctrine à celle de Stahl, qu'il a critiquée et analysée. Ce qu'on a écrit de plus sensé sur la périodicité des fièvres, se trouve, selon moi, dans cet excellent ouvrage, de 286 pages. 17.e — 18.e Siècle.

54. George-Ern. *Stahl*, contemporain de Hoffmann, né aussi en 1659, mort en 1734, âgé de 75 ans. Il avait plus d'esprit, mais moins de jugement, moins de bon sens. Il inspire le goût, même la passion de l'art; ensuite il se perd dans une métaphysique obscure, et pratique mal, donnant trop à l'ame, qui anime le corps, sans pouvoir le diriger ni le conserver.

Stahl retombe, comme van Helmont, d'autant plus que son vol a été plus élevé et plus rapide. Ses dissertations, *de Morbis ætatum*, 1698; *de Febre*, 1707, in-4.°; sa *Theoria vera*, 1737, sont ses meilleurs ouvrages.

Hoffmann, *Fundamenta medicinæ*, in-8.°, 1695 et 1703, a répété ce passage d'Hippocrate, *de sterilibus : Interdum conare ut physicus evadas*, et il a ajouté : *nam ubi desinit physicus, ibi incipit medicus*, passage que Stahl, *Theoria vera*, en 1707, s'appropria aussi; j'ignore lequel en fut le premier auteur. Le fait est qu'il faut être physicien avant d'être médecin, mais qu'il faut cesser d'être physicien, étant médecin : ce ne sont plus les lois de la physique, mais les lois de la vitalité, qui doivent diriger le médecin.

Melchior *Frick : De virtute venenorum medica*, in-8.°, Ulm, 1710 : ouvrage médiocre, compilé plutôt que propre; utile, mais singulier.

Raimond *Vieussens*, professeur à Montpellier, savant anatomiste; 1685.

17.e — 18.e Siècle.

55. Daniel *Leclerc*, médecin de Genève: *Histoire de la médecine*; 1698, in-4°. Savant et prudent écrivain; son ouvrage contient un extrait des livres anciens jusqu'à Galien.

Chirac, professeur de Montpellier, premier médecin de Louis XIV, trop fameux partisan de la saignée en France, ainsi que Sylva.

Richard *Morton*: *Phthysiologia*, in-8.°, Lond. 1689; *Opera*, 1696, in-4.°, à Genève. Il fut contemporain et antagoniste de Sydenham, qu'il critique sur l'application de la méthode rafraîchissante aux fièvres malignes, tandis que les alexipharmaques et le vin lui ont mieux réussi.

Dodart, *Thevenot* et *Marchant*, en 1689, proclamèrent la racine d'ipécacuanha, que Helvétius avait proposée, une année auparavant, contre la dyssenterie. Déjà Pison, dans son Histoire du Brésil, l'avait indiquée en 1648; mais la réputation des remèdes, comme celle des hommes, ne suit pas toujours une marche rapide.

Viridet, *Traité du bon chile*, in-12, 1735; médiocre ouvrage.

Samuel *Dale*, anglais: *Pharmacologia*, in-4.°, 1737; espèce de recueil de matière médicale, assez bien fait.

56. Herm. *Boerhaave*, né en 1668, mort en 1738, âgé de 70 ans. Le plus grand médecin de son siècle, d'après les nombreux élèves de son école, d'après sa réputation en Europe et outre-mer. Il a écrit et pratiqué en même temps. Ses Aphorismes ont eu un très-grand nombre d'éditions; ses *Prœlectiones*, sa Matière médicale ont eu

moins de vogue. Haller a étudié sous ce grand homme, en 1725, 26 et 27. De Haen, van Swieten, Zimmermann, Lorry, et une foule d'autres savans, furent ses élèves. *Opera*, in-4.°, Ven. 1738. 17.e — 18.e Siècle.

Il donna, en 1728, une nouvelle édition de Luisinus, n.° 16, en 2 vol. in-fol. (Voyez Astruc, n.° 58.)

Sa *Praxis medica*, in-8.°, 1728, 5 vol., quoique indigne du grand homme par les fautes de diction, l'est moins par la précision des préceptes. Son *Historia plantarum* a été usurpée aussi, et détériorée, mais pas autant que sa Chimie, qu'il a désavouée.

Methodus discendi artem medicam, in-8.°, Lond. 1744, et in-4.°, 1751; 2 vol. *cura Halleri*: ouvrage étonnant à cause du jugement qui y est porté des auteurs, mais incommode à cause de ses divisions ou répétitions; physique, mathématiques, physiologie, chimie, botanique, matière médicale, ostéologie, ostéogénie, pathologie, séméiotique, hygiène, thérapeutique, médecins, chirurgiens de divers pays, etc.

Boerhaave fut un grand médecin. Il eut vraiment la conscience de son sujet : dans sa préface, et dans le *procemium* qui le suit, il le prouve. Mais ensuite l'abondance des matières et ses vastes connaissances se pressent, s'entassent, et l'ordre, la simplicité, le choix qu'il s'était proposés, lui échappent; la confusion naît de l'embarras des richesses. Nous verrons, en parlant de son plus savant disciple, Haller, que ses vastes conceptions et ses ouvrages n'ont

17.e — 18.e Siècle.

fait qu'enrichir l'art, sans donner aux étudians les principes promis, qui devaient les aider, les encourager et les diriger dans leur choix.

Dans ses *Consultationes medicæ*, *s. sylloge epistolarum*, in-8.°, Paris, 1750, on croit lire un praticien consommé, au lieu d'un savant écrivain que représentent ses Instituts, ses *Prælectiones*, sa Matière médicale, sa Chimie. Boerhaave, en effet, était tout cela, et de plus littérateur, grand botaniste, grand dans ses ouvrages, grand par la noblesse de ses sentimens élevés, par sa bienveillante générosité envers ses élèves.

Engelbert *Kæmpfer*, médecin allemand, voyageur aux Indes, au Japon, fut le modèle des bons observateurs, plein de talens et de véracité : ses *Amœnitates exoticæ*, in-4.°, Lemgow, 1714, se font lire avec le même intérêt que si elles étaient écrites tout récemment. Son talent pour le dessin et pour le choix brille plus encore par les *Icones selectæ*, que nous devons à la libéralité de M. Bankz; Londres, 1791. Tel est le cachet de la nature, lorsqu'elle est fidèlement rendue par le médecin naturaliste, comme par le sculpteur, par le peintre et par le poëte; ses tableaux ont toujours leur touche originale, leur fraîcheur naturelle.

Ces ouvrages sont rares : je vous en recommande la lecture; mais ils ne sont pas indispensables, si ce n'est pour les bibliothèques, les botanistes et les amateurs.

Dans les *Amœn.* III, c. xj, p. 584, il est parlé

d'une colique qui a quelque ressemblance avec la colique des peintres et avec celle des Lapons: la nature humaine est une aux Indes, en Grèce, comme en Europe, et les maux qui l'affligent, sont cosmopolites, comme l'espèce. 17.e — 18.e Siècle.

57. George *Baglivi*, professeur à Rome, mort à 38 ans, en 1706: *Opera*, in-4.°, Lyon, 1704. Savant médecin hippocratique, qui, le premier parmi les modernes, tenta la réformation de la médecine. Mort trop jeune, il n'a pu se préserver des piéges d'une imagination vive et séduisante chez un homme supérieur à son siècle et à ses contemporains. On peut l'opposer à Stahl et à Sydenham; mais il est inférieur à Boerhaave.

Phil. *Hecquet*, médecin de Paris, célèbre écrivain, mauvais médecin, entiché de préjugés et d'erreurs. Ses nombreux ouvrages, plus de trente traités différens, ne doivent être cités que parmi les écarts de l'esprit humain, pour les éviter; ils sont plus qu'inutiles aux médecins.

58. Jean *Freind*, médecin anglais, savant polygraphe et historien, homme grave: *Opera*, in-4.°, Paris, 1735. Bon écrivain et bon médecin de ce temps-là.

Bœcler et *Hermann*: *Cynosura materiæ medicæ*, in-4.°, 3 vol. 1730; bon ouvrage sur la matière médicale, mais diffus, long et fastidieux.

Nic. *Andry*, médecin de Paris: *traités des Vers, et de l'Orthopédie;* ouvrages médiocres, 1700-41.

59. Rich. *Mead*, médecin anglais célèbre, ami de Freind et savant médecin: *Opera*, in-8.°, 2 vol.

17.e — 18.e Siècle.

Il avait plus de génie, moins de gravité, mais autant de savoir que Freind.

60. Jean *Astruc*, savant comme professeur et écrivain, médiocre comme médecin. Il a beaucoup écrit. Son traité *de Morbis venereis*, in-4.°, 1748, est son meilleur ouvrage; il a vieilli cependant; mais la liste chronologique des auteurs qui ont écrit avant lui sur la maladie, qu'il croit venue d'Amérique, serait un chef-d'œuvre, sans cette assertion, qui ne saurait être prouvée.

Comme Hequet, abusé par sa faconde, faute de lumières critiques de la part de leurs contemporains, Astruc et Hequet, trop prévenus en leur faveur, voyant mal ou peu de malades, écrivirent contre l'inoculation, et contre la chirurgie, qu'ils ne connaissaient pas. Les chirurgiens éclairés et le temps ont voué au mépris leurs diatribes. Les critiques modérées sont utiles; mais les écrits polémiques sont plutôt une tache pour l'art, pour Astruc et pour Hequet, qu'un ornement, qu'un monument à leur propre gloire.

61. Ant. Mar. *Valsalva*, professeur à Bologne, né en 1666, mort en 1723: *de Aure humano*, 1740; plusieurs lettres publiées par Morgagni. Il fut excellent observateur, bon médecin, bon instituteur; car il forma Morgagni, qui fut le premier anatomiste de son siècle, selon Haller. Morgagni, à son tour, éleva à Valsalva, comme Haller à Boerhaave, le plus beau monument de sa gloire, en publiant ses ouvrages.

Mich. *Alberti*, Stahlien, a écrit un système de

médecine légale, en 1725-1740; plusieurs volumes et près de 400 dissertations. Vous n'avez pas besoin que je vous dise qu'un homme, et un homme ordinaire, ne peut soigner un si grand nombre d'écrits. D'ailleurs l'autocratie de la nature des Stahliens paralysait leur génie et leurs moyens, les empêchait d'agir. Il est dangereux de méconnaître les ressources de la nature; mais il est dangereux aussi de méconnaître les ressources de l'art, et d'abandonner la nature dans le danger et le précipice où son trop d'énergie ou de faiblesse la plonge si souvent par des excès contraires. J'espère vous avoir convaincus de ces vérités; plusieurs d'entre vous le sont par leur propre expérience, et déjà peuvent apprécier ce que je vous expose ici. 17.e — 18.e Siècle.

Herm. Fréd. *Teichmeyer*, prof. à Jena, parent de Haller, a écrit des institutions de médecine légale; in-4.°, 1762.

62. J. L. *Petit*, célèbre chirurgien de Paris, qui, pour avoir, à ce qu'on a dit, éprouvé un refus des médecins, se fit chirurgien. Oserai-je vous dire, sans me comparer à J. Louis Petit, que la menace d'interdiction de la part des chirurgiens, pour avoir différé quelques mois, après mon retour de Paris, en 1778, d'acquitter leurs droits, me fit médecin?

Petit, né en 1674, mort en 1750, à soixante-seize ans, eut un demi-siècle de célébrité, et il ne savait pas le latin à quarante ans. Il a écrit, sur les maladies des os, et sur la chirurgie, un ouvrage posthume.

17.e — 18.e Siècle.

Ses œuvres posthumes, publiées par Lesne, en 1774, 3 vol. in-8.°, offrent un excellent recueil, surtout sur les abcès et les maladies de l'urètre.

Son chef-d'œuvre m'a paru être dans les consultations, rédigées par Fabre, sur les maladies vénériennes. Quelle touche mâle et vigoureuse, quel jugement ! On voit l'homme consommé dans Petit; dans Fabre, un savant parasite, qui ramasse les fleurs de son siècle dans Haller, Lecat, Witte, pour se les approprier, ou les flétrir par des critiques faibles et puériles.

Ce parallèle ne doit blesser personne. Les siècles fourmillent d'écrivains tels que Fabre, mais la nature est avare d'écrivains tels que J. L. Petit: il fut le grand Petit.

63. J. B. *Morgagni*, né en 1681, mort en 1771, a vécu quatre-vingt-onze ans dans les hôpitaux de Padoue et dans les amphithéâtres. Il critiqua d'abord le théâtre anatomique de Manget, dans ses *Adversaria*, in-4.°, 1719, six parties. Ce premier essai fut un chef-d'œuvre. Il donna une idée, ou plutôt un essai, sur les instituts de médecine; seul médiocre parmi ses nombreux ouvrages. Ses lettres, celles de Valsalva, sur l'anatomie; mais surtout son ouvrage, *De sedibus et causis morborum*, in-4.°, 1779, éd. de Tissot, est un immortel écrit, quoique rédigé à l'âge de quatre-vingts ans.

Brisseau: Traité de la cataracte, 1706, 1709; l'un des premiers écrits qui ait démontré le vrai siége de la maladie dans l'opacité du cristallin, à cette époque. Ce livre est curieux par les difficultés, injurieuses à la vérité, que Brisseau sut vaincre par son courage et sa patience. 17.e — 18.e Siècle.

Mistichelli traita, en 1709, de l'apoplexie, et d'après un nouveau système : il cautérisa avec un fer rouge la plante des pieds ; il attribua, selon Haller, IV, 430, la sécrétion des esprits animaux aux méninges, etc.

Il me semble que la vérité cherchait à se faire jour à travers ces tâtonnemens et ces systèmes ; tant il est vrai que le progrès des lumières est lent, progressif et rarement instantané. On a ignoré jusqu'à ce jour, que les membranes cérébrales et épinières étaient nerveuses : Darwin et Reil avaient pressenti ce fait ; je crois l'avoir constaté.

64. Franc. *Torti: Therapeutica specialis*, in-4.°, 1712 ; ouvrage marquant par l'application du kina aux fièvres pernicieuses : fait qui seul prouverait sans réplique la nécessité et l'utilité de l'art, déjà démontrées par cent autres preuves aussi irréfragables.

Werlof, né en 1698, mort en 1767, à soixante-neuf ans, premier médecin du roi d'Angleterre à Hanovre : *Observ. de febribus*, in-8.°, 1745 ; excellent ouvrage qui, dans un pays froid, a confirmé les observations faites par Torti à Modène.

65. Laur. *Heister*, professeur à Altorf et ensuite à Helmstætt, né en 1682, mort en 1758, savant chirurgien, médecin et anatomiste : *Institutio-*

18.e Siècle. *nes chirurgiæ*, in-4.°, 1750, 2 vol.; bon ouvrage, traduit en plusieurs langues, le plus complet à cette époque. Son *Compendium anatomicum*, traduit par Senac, n'a perdu de son mérite que par des explications ajoutées d'une physique suranée.

Morand, savant chirurgien de l'hôpital des invalides de Paris, né en 1696, mort en 1773 : ses *Opuscules de chirurgie*, in-4.°, 1772; excellent ouvrage.

Ledran, autre chirurgien de Paris, mort en 1770, habile opérateur et lithotomiste. Il nous a laissé de bonnes observations de chirurgie.

Maître-Jan et *S. Yves*, chirurgiens oculistes de Paris, gens de mérite, mais moins didactiques, moins complets que Heister.

Lapeyronie, chirurgien du roi Louis XV, fondateur de l'académie de chirurgie, vers 1732, mauvais médecin; l'histoire de la fièvre aiguë du roi à Metz, en Août 1744, rapportée par Bouillet, n.° 79, le prouve suffisamment.

Jean-Henri *Schulze*, professeur à Halle, 1719-1743, savant écrivain, a donné un grand nombre d'ouvrages intéressans sur la matière médicinale, l'ellébborisme des anciens, et l'histoire de la médecine.

66. Jacq. Ben. *Winsselow*, danois, fixé à Paris, savant anatomiste, et fondateur d'une nouvelle manière de démontrer l'anatomie.

Phil. *Fauchard : le Chirurgien dentiste*, in-12, Paris, 1746, 2 vol.; médiocre ouvrage.

67. Charles von *Linné*, voyageur en Laponie,

en 1731. En 1735, il arriva en Hollande, où il fut placé par Boerhaave chez Cliffort, et apprécié par ces deux grands hommes : là commencèrent ses ouvrages et sa réputation. Je vous entretiendrai de lui, comme du héros de la science des plantes, en vous parlant de la botanique. 18.e Siècle.

68. *Quesnai*, chirurgien, ensuite médecin du roi, savant comme écrivain, mauvais économiste, médiocre chirurgien, faible médecin. Tel est le sort des hommes élevés par la faveur de la fortune et de la renommée; ils retombent au-dessous de leur réputation après leur mort.

Quesnai cependant a rendu des services à l'art, comme chirurgien. Bagieu, chirurgien d'armée, le critiqua solidement.

L'*Histoire de l'origine et des progrès de la chirurgie en France*, in-4.°, Paris, 1749, est une diatribe virulente contre la médecine. L'ouvrage est anonyme. Portal, *Histoire de l'anatomie*, VI, p. 2, 1737, l'attribue à Quesnay. Ce mauvais livre n'a d'autre mérite que les portraits de Lanfranc, Pitard et Ambroise Paré.

J. *Gorter*, disciple de Boerhaave et son partisan zélé, a beaucoup écrit sur la médecine, mais ses ouvrages ont vieilli promptement.

69. Th. *Goulard*, connu à cause de l'acétite de plomb, dissolution de ce métal dans le vinaigre, dont il abusa un peu, et qui a porté le nom d'eau de Goulard jusqu'à la nouvelle chimie. Il eut le courage de sacrifier la place de chirurgien du roi au despotisme du ministre Choiseul,

18.e Siècle. qui voulait exiger que l'on se servît exclusivement des dragées de Kaiser pour le traitement des maladies siphylitiques dans les hôpitaux. *Œuvres de chirurgie*, in-12, Montpellier, 1720, 2 vol.

Alex. *Monro*, père et fils, professeurs à Édimbourg, habiles médecins, d'une érudition sûre et d'un jugement solide. Les mémoires d'Édimbourg renferment un grand nombre de leurs écrits, sans parler de leurs ouvrages d'anatomie.

70. *Encyclopédie ou Dictionnaire universel des sciences*, 1751 - 1772, in-fol., 28 vol. Barthés, Bordeu, Lacondamine, Eidous, Jaucourt, Daumont, Menuret, Malouin, Haller, Rouelle, Maret, Tarin, et un grand nombre d'autres savans, payèrent leur tribut à ce vaste recueil. On l'a réimprimé deux ou trois fois dans le temps. On l'a repris encore par ordre de matières tout récemment.

71. Alb. *von Haller*, né à Berne en 1707, mort en 1777, âgé de soixante et dix ans. J'ai eu, dans ma bibliothèque à Grenoble, 50 vol. in-4.° ou in-fol. de ce grand homme. Il a écrit sur la législation, sur la poésie et la botanique; professé cette dernière partie, ainsi que l'anatomie et la chirurgie, la médecine et la magistrature: mais son chef-d'œuvre est sa grande Physiologie, in-4.°, 8 vol. Sa collection de thèses, in-4.°, 7 vol.; ses bibliothèques d'anatomie, de botanique, de chirurgie et de médecine, ne prouvent pas moins l'étendue et la profondeur de ses connaissances. On l'a comparé à Leibnitz;

mais ses travaux nous sont plus utiles. Ses expériences sur l'irritabilité sont à lui; elles ont servi de démonstration aux pressentimens de Mayow et de Baglivi. 18.e Siècle.

Bernard de *Jussieu*, né en 1707, mort en 1778, fut un prodige de mémoire, de savoir et de vertu; malheureusement trop modeste, il a peu écrit.

A. L. *de Jussieu*, son neveu, professeur actuel, l'a dignement remplacé, et continue à soutenir un nom célèbre à tant de titres.

Aug. Gottl. *Weber*, *Comment. de initiis et progressu irritabilitatis*, in-8.°, Hal. 1783, a soumis à l'examen la découverte et les preuves de l'irritabilité dans l'état sain et malade. Il paraît que Glisson, le premier, en 1654, *de motu musculorum*, a parlé de l'irritabilité; que Harvey, en 1651, même van Helmont, en 1642, avaient prononcé le mot: mais Haller, en 1747, en a fixé les lois et démontré les faits.

Pouvons-nous douter que l'époque de l'établissement d'une base aussi évidente, aussi solidement démontrée, de la médecine et de la physiologie, ne soit une de ses périodes les plus marquantes?

Stahl, Lacaze, Witte, Bordeu, Barthès, Grimaud, etc., sont venus jeter des doutes sur cette belle découverte, confondre les forces toniques, la sensibilité nerveuse, avec l'irritabilité; elle n'en est pas moins évidente, pas moins propre aux fibres musculaires. Que ne s'occupait-on plutôt à en tracer les limites? Mais la critique est aisée, l'art est difficile.

18.e Siècle. 72. *Lecat*, chirurgien à Rouen, né en 1699, mort en 1768, savant physicien, et écrivain un peu systématique, a écrit sur les sons, sur la couleur des nègres, sur la taille, sur l'anatomie, sur le fluide nerveux, etc.; même, contre J. J. Rousseau, une lettre anonyme, qui fut vivement rétorquée, sur les maux et les abus des sciences et des arts: lutte occasionée, en 1750, par le programme de l'académie de Dijon. Je ne parlerai pas à cette occasion du trop célèbre et trop malheureux J. Jacques. Sa plume a honoré son siècle et fait oublier ses faiblesses personnelles.

73. George *Lafaye*, mort en 1781: *Principes de chirurgie*, in-12, 1738; bon petit ouvrage, dont il a paru plus de quinze éditions en France, ce qui prouve, sinon la bonté, au moins la nécessité d'un livre de principes : car ceux de Platner, de Heister, de Ludwig, etc., valent mieux, mais ils sont en latin et moins à la portée des commençans.

J.F.M. *Lassone*, premier médecin de Louis XVI : il a peu écrit; mais il fut le fondateur de la société royale de médecine, un homme de bien et un excellent médecin.

74. *Vicq d'Azir*, son émule, provoqua de sa part l'établissement de la société royale de médecine, en 1776, non sans difficultés. La faculté de médecine de Paris était en instance au conseil du roi, depuis 1773, pour s'y opposer.

La société royale de médecine a donné dix volumes in-4.° de mémoires intéressans, grâces aux soins de Vicq-d'Azir, dont les lumières et les talens supérieurs surent provoquer et faire ressortir tant de talens médiocres : ce recueil a beaucoup contribué à la réforme des systèmes et des paralogismes qui offusquaient encore la médecine vers le milieu du dix-huitième siècle. 18.e Siècle.

Je suis loin de reprocher à cette savante compagnie l'abus des remèdes secrets, ni la multiplicité des charlatans titrés qui ont pullulé depuis cette époque. MM. Lassone et Vicq-d'Azir cherchaient à les brider, à les connaître, à les apprécier. Ils n'ont pas été assez politiques pour en pressentir tous les abus. C'était enrégimenter les brigands, les escrocs, que de donner des listes, prescrire des lois aux charlatans. Belloste, Kayser, Laffecteur auraient fait quelque bien à l'art, si cent autres n'étaient venus, à leur exemple, et jusqu'à Mittié, à Préval, docteurs-régens de la Faculté de Paris, se prostituer d'une manière infâme comme charlatans. Le vénérable Parmentier, membre de l'Institut, inspecteur du service de santé, dans le n.° 1.er du Bulletin des Pharmaciens, les a signalés, comme ils le méritaient tous, sans exception.

Sam. *Sharp*, chirurgien anglais et lithotomiste, vers le milieu du dix-huitième siècle. Il a beaucoup écrit. Il vint à Paris voir Moreau, mais non dans l'intention d'être témoin d'une de ses vivacités à l'Hôtel-Dieu, où il reçut sur sa veste l'appareil d'une blessure, que le chef,

18.e Siècle. un peu brutal, voulait jeter contre l'un de ses élèves.

Guill. *Bromfield*, autre chirurgien anglais, a aussi acquis un nom par ses écrits.

75. *Percival Pott*, autre chirurgien anglais, a beaucoup écrit sur les hernies, sur les maladies des os. Ses ouvrages ont été traduits en français par Lassus. Nous lui devons l'emploi de l'opium contre l'ergot, la gangrène sèche des extrémités, et l'usage du moxa ou du cautère actuel sur l'os sacrum dans le gonflement des vertèbres par le rachitis.

Il a beaucoup écrit en faveur du trépan, opération que je n'ai presque jamais vue réussir dans les grands hôpitaux; je l'ai vue très-souvent nuisible, meurtrière même, je puis l'assurer. Pour que le trépan et la ponction ou parascenthèse réussissent, il faut que le malade respire un air pur et élastique. Je ne pense pas que l'air des hôpitaux, surchargé de miasmes putrides et d'humidité, pénètre dans nos corps par ces opérations; mais je présume que les malades, déjà affaiblis, en respirant une atmosphère aussi corrompue, perdent leurs forces de jour en jour, tandis que le sommeil et les alimens ne les réparent pas, que la douleur, que les évacuations, les pertes de sang, qui suivent les opérations, achèvent de les affaisser et les font périr. Il est donc des cas où les opérations de chirurgie les mieux indiquées sont interdites par la prudence. Mais cette prudence, Messieurs, peut-elle se rencontrer chez un jeune chirurgien qui ne serait pas instruit ? La timidité, tout au plus, serait son partage. Un habile chirurgien doit donc être médecin et physicien très-instruit. Mais, comme il est impossible de posséder au dernier degré le tact et l'habitude que l'exercice seul peut donner, il arrive que le chirurgien instruit consulte plus souvent, tandis que le chirurgien borné, plus téméraire, ne consulte presque jamais que forcément. 18.e Siècle.

Parsons, Stæhelin, Lobb, etc., ont aussi écrit sur le calcul et sur les lithontriptiques, tels que l'eau de chaux, sur l'usage de laquelle on revient aujourd'hui à Londres et en Amérique. Il paraît que les liqueurs acides, la bonne chère, la vie sédentaire, les plaisirs et l'âge mûr, donnent lieu à la goutte et au calcul; tandis que la sobriété, la continence, le lait, les alcalis et la chaux, sont les préservatifs et souvent les remèdes de ces deux cruelles maladies.

76. *Van Swieten,* hollandais, étudia douze ans sous Boerhaave, son oncle. Il fut médecin de Marie-Thérèse, et choisi par Boerhaave, à la demande de cette grande impératrice; né en 1699, mort en 1772. Il a écrit cinq gros vol. in-4.° sur les aphorismes de son maître, ouvrage devenu classique dans les universités et les écoles de médecine. La médecine de Boerhaave y est développée, quelquefois modifiée. Vous la retrouvez répétée partout, jusque dans les ouvrages français. Quoique très-peu de méde-

18.e Siècle. cins de notre nation eussent étudié sous Boerhaave, sa doctrine a été adoptée dans toute l'Europe. Son savant commentateur l'a appuyée de nombreuses citations, puisées chez les anciens Grecs et Romains. L'érudition plus hippocratique de Van Swieten a fait oublier le mécanisme, que Boerhaave avait appliqué aux fonctions vitales. Cette doctrine, déjà affaiblie par les propres réflexions de Van Swieten et par le vitalisme de Stahl, a tout perdu à l'apparition de Bordeu.

En vous parlant de Boerhaave, je vous ai fait remarquer le théoricien trop fécond et le praticien modéré : c'était cependant le même homme ; tant il est vrai qu'au lit des malades la nature met souvent le médecin docile en opposition avec ses écrits et ses habitudes.

Van Swieten, homme grave, ne se laissa pas entraîner par son imagination, comme son maître ; mais son érudition, ses citations masquent souvent ou font oublier ses opinions particulières.

Haller, plus surchargé encore de notes et d'érudition, ne s'y embarrassa jamais ; il fut toujours maître de lui-même : mais Haller ne pratiquait pas la médecine ; il professait la chirurgie, et n'osait pas faire une saignée sur le vivant ; mais il inocula ses enfans.

C'est à ce creuset d'épreuves, c'est au lit des malades, que nous connaissons le praticien, et que nous le distinguons de l'écrivain théoricien.

Boerhaave vous offrit l'un et l'autre modèle séparément; Van Swieten les présentait l'un et l'autre réunis : Haller, plus étonnant, savait tout, et n'osait faire souffrir. 18.e Siècle.

Van Swieten a écrit sur les maladies des armées, sur les maladies vénériennes; et vous savez que la solution du muriate suroxigéné de mercure a porté et porte encore le nom de liqueur de Van Swieten : triste liqueur, qui a guéri peu de malades, masqué ou dénaturé un grand nombre de maladies, donné lieu à des accidens, à des méprises terribles. Boerhaave disait, en parlant de la liqueur de Van Swieten : « *Prudenter a prudente medico; abstine, si* « *methodum nescis.* » Van Swieten fut ébloui et trompé par Stork, médecin aulique, son successeur; mais le temps en a fait justice, et la réputation de Stork ne lui a pas survécu.

77. *L'académie royale de chirurgie* fut établie en 1731. Il a paru successivement cinq vol. in-4.°, 1743 et suiv., de ses mémoires et cinq vol. de prix. Si les rivalités, les disputes, parfois scandaleuses, entre les médecins de la faculté et l'académie de chirurgie, ont fait du mal à l'une et à l'autre compagnie, on ne saurait méconnaître les avantages brillans que l'art en a recueillis. Ce corps respectable, devenu ombrageux à cause des talens passionnés de Louis, son savant secrétaire, s'est soutenu jusqu'à la révolution. Depuis on a réuni en un seul corps de médecine les deux branches de l'art. Sa trop vaste étendue, des préjugés, des intérêts divers, les avaient séparées;

18.ᵉ Siècle. la nature les réclamait l'une et l'autre au lit du malade ; des lois sages les ont rapprochées pour toujours.

C'est sous les auspices du GRAND NAPOLÉON que la chirurgie brille dans ses armées de tout son éclat : c'est par ses ordres que nous nous empressons de vous transmettre les moyens nécessaires pour vous rendre dignes de sa confiance, en exerçant l'une ou l'autre des deux branches de l'art que nous professons. Il ne conviendrait pas de discuter ici, si le même individu peut prétendre à l'exercice de l'une et de l'autre partie : la loi a parlé, il faut opter ; et vous avez aux armées, dans les villes et dans les facultés de médecine, des professeurs dont l'exemple et le précepte peuvent vous offrir des modèles.

S'il est un petit nombre d'hommes qui possèdent l'une et l'autre partie, je n'en connais pas qui les fassent briller en exerçant les deux. Boerhaave, Haller et quelques autres, ont pu les professer ; mais Haller ne pratiqua point, et Boerhaave, médecin, n'est plus au premier rang, comme il l'est en qualité de professeur et d'écrivain.

78. *Bordeu*, né en Béarn, en 1721, mort de la goutte en 1776, a donné ses *Recherches anatomiques sur la position des glandes et leur action* ; in-12, 751 ; réimprimées, en 1801, par les soins de M. Hallé, avec une préface traduite de Reil : *Recherches sur le pouls par rapport aux crises*, 1768, 2 vol. : *Recherches sur le tissu muqueux*, etc.

Bordeu a rendu la vitalité à la médecine : il

a prouvé que la vitalité a ses lois, et que les règles de la médecine émanent des lois de la vitalité; mais il s'égare dans sa doctrine du pouls. Son *Traité des glandes* est un ouvrage classique; il est le premier et le meilleur qu'il ait fait. 18.e Siècle.

Solano de Luques, espagnol; Nihel, médecin anglais; Fouquet, à Montpellier, et une foule d'autres têtes exaltées donnèrent dans les excès de la doctrine du pouls.

Le pouls, après la physionomie, est la boussole du médecin. Vous reconnaîtrez aisément le pouls supérieur et le pouls inférieur d'Hippocrate; le pouls dur et le pouls mou; le pouls fréquent, rare, plein, intermittent, nerveux ou douloureux, etc., ainsi que le pouls dicrote et intercadent: mais je pense que ces divers pouls ne doivent être considérés que comme auxiliaires des autres signes des maladies.

Soyez plus heureux, je le désire; mais évitez l'enthousiasme et le merveilleux, qui le plus souvent nous égarent, nous conduisent à des chimères.

Bordeu a eu Fouquet, Menuret et autres partisans, tout aussi peu utiles, quant à la doctrine du pouls. Le premier en a imaginé quatorze rithmes ou figures, autant de rêves creux de son imagination: 1.° un pouls capital, 2.° nasal, 3.° guttural, 4.° pectoral, 5.° stomacal, 6.° hépatique, 7.° splénique, 8.° intestinal, 9.° et 10.° dissentérique, 11.° hémorroïdal, 12.° et 13.° utérin. Les quatre premiers sont

18.e Siècle. supérieurs, et les dix autres sont abdominaux ou inférieurs.

Delamettrie, Jul. Offray, en 1743, donna des *Observations de médecine;* en 1748, son *Pénélope* ou son *Machiavel en médecine :* c'est une satire amère contre les médecins de Paris, dont il eut à se plaindre, parce qu'il avait méconnu les égards qu'il leur devait, les avait injuriés et provoqués.

Son *Portrait ou caractère du médecin* ne vaut pas mieux que ses autres livres.

Guill. *Hunter*, célèbre anatomiste de Londres, a donné, dans les Transactions philosophiques et dans les Mémoires de l'académie des sciences, divers mémoires, en 1750-1764.

79. John *Hunter*, son frère, plus jeune, a écrit sur les maladies vénériennes; son ouvrage, traduit en français, in-8.°, Paris, 1787, par Audiberti, mérite une place parmi nos livres classiques. C'est un livre original, qu'il faut avoir, quoiqu'il ne soit pas exempt de préjugés ni d'erreurs. Il faut des hommes courageux et hardis, audacieux même, en médecine, comme dans les armées, pour vaincre les difficultés en sortant des routes communes.

Nic. *Puzos*, célèbre accoucheur. Morisot des Landes, son éditeur, prouve bien que pour pouvoir donner des conseils dans les accouchemens laborieux et difficiles, il faut les avoir pratiqués, être accoucheur, chirurgien soi-même, et exercé.

Bouillet, médecin de Beziers: *Élémens de méde-*

cine, in-4.°, 1744. C'est dans cet ouvrage assez médiocre que se trouve le Journal de la maladie de Louis XV, pages 119, 121, seconde partie : article intéressant pour l'histoire de l'art; pénible, humiliant même pour les artistes. Au mois d'Août, le roi, âgé de trente-quatre ans, fut saigné, pour une maladie aiguë, le 2, le 5, le 13, le 14, et le même jour des sangsues; purgé de deux jours l'un : cette fièvre aiguë fut rendue adynamique ou putride par un traitement inconsidéré, qui donna lieu à de nouvelles querelles de la part des médecins de Paris contre le chirurgien du roi Lapeyronie, et Chicoineau, son médecin. 18.e Siècle.

Le même ouvrage renferme la dissertation de Stahl, *De morbis ætatum*, 1698, pages 30-54, première partie, qui contient de grandes vues, mais peu de faits pratiques en médecine.

80. Antoine *Louis*, secrétaire perpétuel de l'académie de chirurgie de Paris, son organe, son défenseur, souvent passionné, a donné un grand nombre de mémoires et autres travaux utiles sur le suicide, les amputations, le trépan, les anévrismes, etc., conjointement avec Lapeyronie, Quesnai, Lamartinière. Les querelles entre les deux corps ont été utiles et nuisibles en même temps. Il est mort en 1780, âgé de 78 ans.

81. André *Levret*, accoucheur à Paris, a donné un nouveau forceps, un instrument cylindrique à nœud coulant pour lier les polypes utérins et ceux du nez. Nous lui devons de bons ouvrages, un peu verbeux à la vérité,

18.ᵉ Siècle. mais utiles aux progrès de l'art et au bien de l'humanité.

82. George *Arnaud*, chirurgien herniaire, retiré à Londres, a donné dans les langues française et anglaise son *Traité des hernies*, en 1748 et 1749; 2 volumes in-4.° et in-12.

Jacques *Daviel*, célèbre oculiste, a donné dans les journaux différens mémoires très-estimés.

83. *De Sauvages*, Franç. Boissier, né en 1706, mort en 1767 à l'âge de 61 ans, célèbre professeur de l'école de Montpellier, donna, en 1731, son *Essai des classes des maladies*, in-8.°, Avignon, sans autre date que celle de la lettre et de la réponse à Boerhaave. Haller (*Stud. med.* 657) croit cet ouvrage de 1733; il n'en a pas parlé dans ses autres bibliographies. C'est dans cet essai que repose la base de la méthode nosologique de Sauvages, que Sydenham avait dit, en 1666, devoir imiter les méthodes des botanistes : elle est en même temps le premier coup porté à la théorie de Boerhaave, qui avait généreusement approuvé, encouragé sa publication. Lorsque nous vous parlerons de Cullen, n.° 110, nous examinerons en quoi Sauvages a péché lui-même, et par sa théorie et par sa méthode.

Il faut vous observer ici que près de cinquante ans s'étaient écoulés depuis les époques de Sydenham, de Baglivi, de Morgagni et de Boerhaave, etc., qui tous avaient parlé de la nécessité d'une réforme dans la théorie de la médecine. La chimie de Becher, et le naturisme de Stahl, etc., avaient sans doute retardé cette époque. De nos jours aussi, les brillans succès de Lavoisier, de Fourcroy, de Vauquelin, dans la chimie, sont venus éblouir quelques médecins, des professeurs même; mais la masse plus nombreuse et plus calme des praticiens instruits a repoussé ce nuage, qui n'a duré qu'un moment. Un bon esprit, Pinel, seul, sans effort et sans discussion, l'a dissipé par quelques mots judicieusement appliqués. 18.e Siècle.

Depuis 1732, époque où parurent les classes nosologiques, jusques en 1762, époque du grand ouvrage de Sauvages sur la classification des maladies, trente années s'étaient écoulées pour ramener les médecins à une saine logique médicale.

La *Nosologie* de Sauvages parut en Hollande en 1762, en cinq volumes; à Genève, in-4.°, 1763, en deux volumes. En 1772 il en a paru une bonne traduction française par Gouvion, in-12, en dix volumes, à laquelle le traducteur a ajouté les *genera morborum* de Linné, en latin et en français, à la fin du 10.e volume.

Les médecins praticiens, outre leurs habitudes, leurs préjugés, leurs routines, ont encore à combattre les erreurs qu'ils ont reçues de leur siècle et de leurs maîtres. L'expérience, disons mieux, l'observation leur a présenté des guérisons qu'ils ont dû croire leur ouvrage, tandis qu'elles n'étaient que l'ouvrage de la nature, aidée ou provoquée par eux, en la dirigeant vers une nouvelle route. Rien de si aisé que de critiquer les médecins ; rien de si délicat que la vraie médecine : en suivant ses annales et ses progrès, nous reviendrons encore sur ses véritables bases. Je ne cesserai de vous dire et de répéter que je les vois avec plaisir se soutenir sans interruption depuis Hippocrate jusqu'à nos jours.

Daniel *Triller*, professeur à Wittemberg, a donné différens ouvrages sur les maladies des yeux, sur le cautère des anciens, les cancers, leur extirpation, sur les cantharides, etc.

84. *Le frère Cosme*, vers 1748, proposa son lithotome caché pour l'opération de la taille : il eut d'abord pour critique Lecat, ensuite beaucoup de vogue et des succès marqués.

Leblanc, chirurgien à Orléans, a donné, dans ses ouvrages, en 1768, la manière d'opérer les hernies et autres opérations de chirurgie.

85. Pierre *Sénac*, premier médecin de Louis XV, mort en 1770, à l'âge de 77 ans : *Traité du cœur*, in-4.°, 1749, 2 volumes ; vaste recueil : *insigne opus, cujus laudes eo lubentius celebro quod passim in eo me captum legam*, dit Haller, *Bibl. anat.* II, 159. Est-ce par pure générosité que Haller cite plus volontiers un livre qui le critique, ou parce que Haller se croyait au-dessus de l'ouvrage ? Ce livre offre un ample recueil ; il a du mérite : mais ceux de Haller sont bien supérieurs, et seront bien plus durables.

Sénac a attaqué vigoureusement les partisans outrés de la saignée, tels que Sylva. En cela il a servi l'art et l'humanité.

86. *De recondita febrium intermittentium natura*, in-8.°, Leyde et Genève, 1759, 1769. On attribue assez généralement cet ouvrage à Sénac : M. Desessarts m'a assuré en avoir lu les épreuves, et qu'il était de Bouvart. Comment se pourrait-il que l'ouvrage le plus utile et le plus connu, le meilleur peut-être qui ait paru en France, fût resté anonyme, si quelque motif caché et puissant ne s'était opposé à sa publication ? Il est à présumer que cette fois-ci Bouvart n'osa pas tout dire, lui qui se gênait si peu : il eut de puissans motifs sans doute pour se taire. 18.e Siècle.

Bouvart, médecin de Paris, a écrit sur la colique des peintres, et contre Tronchin une diatribe très-vive et très-mordante (n.° 107).

L'*Anatomie* de Heister, in-12, 1753, 3 volumes, donnée par Sénac avec des notes et additions, ne ressemble, ni pour le style ni pour le fond au Traité des fièvres, non plus que le Traité du cœur.

Les disputes entre les chirurgiens de Paris et la Faculté recommencèrent sous Lamartinière, premier chirurgien, et n'ont fini qu'à la révolution, qui a réuni les deux en une seule école, comme je l'ai déjà observé en parlant de l'académie de chirurgie (n.° 77).

87. *Rœderer*, J. G., natif de Strasbourg, successeur de Haller à la chaire d'anatomie de Gœttingue : *Elementa artis obstetriciæ*, in-8.°, Gœtt. 1752 ; traduit en français, in-8.°, 1765 : excellent traité.

18.e Siècle. 88. *De Haen*, Ant., professeur à Vienne, mort en 1776, âgé de 65 ans, savant et hippocratique, mais souvent entraîné par son érudition, ses préjugés, ses querelles polémiques. Il a écrit sa *Ratio medendi*, 15 parties, in-8.°, 1757-79. Contemporain de Van Swieten, il ne se laissa pas entraîner par Storck, Colin et leurs adhérens, partisans trop passionnés de la ciguë et autres poisons; mais il se prévint un peu injustement contre la ciguë, tandis que Van Swieten, prévenu pour ce remède, fut injuste, et interdit la plume à de Haen.

Ravaton, Hug., chirurgien d'armée et des hôpitaux, a écrit sur les plaies d'armes à feu et autres: *opus experimentis plenum*, dit Haller, *Bibl. chir.* II, 343.

89. *Lacondamine*, savant académicien de Paris, alla en Amérique pour la mesure du diamètre de la terre; mais, en homme de génie, il se fit autant de réputation, il rendit de plus grands services à l'humanité en propageant l'inoculation. La nouvelle en était parvenue de Constantinople en Angleterre, vers 1715. En 1722, Milady Montague persuada sa nation de la bonté de cette méthode, et la famille royale en donna l'exemple en faisant inoculer les princes. Quoique de retour en 1744, ce ne fut qu'en 1754 que Lacondamine parvint à vaincre les tracasseries du parlement et de la Sorbonne, suscités par des médecins de la Faculté de Paris contre l'inoculation. Tronchin parut pour inoculer les princes de la maison d'Orléans, vers 1760.

Burton, John, écossais, en 1751, et *Smellie*, accoucheur anglais, ont écrit l'un et l'autre sur les accouchemens. 18.e Siècle.

90. *Petit*, Ant., médecin, anatomiste, et chirurgien de Paris, en 1753, a donné l'*Anatomie*, de Palfin ; il a écrit en faveur des naissances tardives, contre l'opinion de Bouvart et de Louis, habiles écrivains et médecins en même temps. Le code civil a enfin fixé le terme de l'accouchement entre le 180.e et le 300.e jour, c'est-à-dire entre six et dix mois.

Camper, Pierre, professeur à Amsterdam, ensuite à Groningue, a écrit sur l'anatomie, les fractures, l'hydropisie, l'anatomie comparée, etc. : homme grave et savant, plein de véracité et de mérite.

Meckel, Fréd., professeur à Berlin, mort en 1774, à 61 ans, savant anatomiste et observateur, a beaucoup écrit sur les calculs de différens organes, du cerveau, de la glande pinéale, etc. Il a remarqué que les petits calculs sont plus douloureux que les gros. (Haller, *Bibl. chir.* II, 398.)

Vandermonde, Ch. Aug., médecin de Paris, en 1754, commença le *Journal de médecine*, dont il a paru cent volumes environ ; excellent recueil, interrompu en 1793, repris en 1797 : tout n'y est pas excellent ; mais les faits, les progrès de l'art, y sont consignés.

91. *Lieutaud*, Joseph, médecin des enfans de France, ensuite médecin du roi, anatomiste et praticien, a écrit un *Précis de médecine*, in-8.o,

18.e Siècle. 1759, 2 volumes, et l'*Historia anatomico-medica, sistens numerosissima cadaverum humanorum extispicia*, in-4.°, Paris, 1767, 2 volumes, publiés par Portal. Ce sont des extraits fidèles, mais trop abrégés, de l'histoire des maladies; tandis que l'ouvrage de Morgagni est noyé, pour ainsi dire, dans des citations, dans une érudition trop vaste et fastidieuse. L'un et l'autre ont leur utilité et sûrement un très-grand mérite.

92. *Ludwig*, Chr. Gottl., professeur à Leipsic, mort en 1773, à l'âge de 64 ans, a écrit et illustré toutes les parties de la médecine; la médecine légale, la médecine pratique, la chirurgie, la botanique, etc. Il a rédigé les commentaires, *de rebus natur. et med.* Savans et nombreux écrits.

Caldanus, Marc-Antoine, professeur à Padoue, ami de Haller, a écrit sur l'irritabilité, la physiologie.

93. *Raimond*, Dom., doyen des médecins de Marseille : *Traité des maladies qu'il est dangereux de guérir*, in-12, Avignon, 1757, 2 volumes : idée heureuse, que j'ai souvent comparée au sommaire des chapitres de Fréd. Hoffmann; car ni l'un ni l'autre n'ont pu remplir le plan proposé dans leurs ouvrages. Ce n'est pas moins un projet très-utile que celui de signaler les maladies qu'il est dangereux de guérir. L'auteur était judicieux et bon observateur, mais peu au courant des connaissances de son siècle, arriéré de vingt-cinq ans, et médiocre médecin.

Son livre vient d'être réimprimé à Paris, avec des notes de Raynaudy. 18.e Siècle.

Bertrandi, Ambroise, chirurgien de Turin, élève de Paris, a écrit sur les opérations de chirurgie; traduit en français, 2 volumes. Il a donné plusieurs mémoires parmi ceux de l'Académie de chirurgie, tomes 2 et 3.

94. *Leboursier Ducoudray* (voyez, page 22, une autre femme Leboursier, aussi accoucheuse): l'*Art des accouchemens*, in-8.°, 1759, avec fig.

Cette femme et ses deux prévôts firent à Grenoble, en 1772, un cours d'accouchement sur des machines assez bien faites pour que, rendu chez moi, tout novice encore, n'ayant fait qu'un seul cours d'anatomie chez les religieux de la Charité et fréquenté leur hôpital d'hommes pendant un an, j'aie pu me reconnaître avec la nature et secourir une femme de trente ans, qui pour la première fois était en travail d'un accouchement laborieux. J'avais alors vingt-cinq ans; j'avais étudié dix ans sans voir de cadavres. Ceci prouverait, ce me semble, que les pagodes ou mannequins pour les accouchemens factices, sont utiles, malgré l'opinion générale à Paris, qui blâme ces machines. Il n'en est pas des accoucheuses ni des officiers de santé de campagne, comme des médecins et des chirurgiens, qui embrassent dans leurs études le vaste ensemble de l'art de guérir. A Paris et à Rome, on ne peut voir comme dans un village. Mais comment, nous dit-on, arrêter la hardiesse, la témérité

18.e Siècle. de ces demi-savans, de ces accoucheuses, au terme de leurs lumières? par la moralité, par la crainte de se compromettre aux yeux du public, aux yeux de la loi et des magistrats. Sommes-nous sûrs, nous professeurs et vieux médecins, d'être toujours au courant de ce qu'il faut faire? La nature ne nous apprend-elle pas chaque jour que toutes ses ressources ne nous sont pas encore connues? Je sais que, plus on est instruit, moins on a d'erreurs à craindre : mais la prudence n'est pas toujours le privilége exclusif de l'homme savant; trop souvent l'intervalle qui le sépare du commun des hommes peut l'égarer, et chez les hommes bornés se trouvent aussi des ames timorées, timides même. Si j'ai cherché à justifier ici des talens médiocres, je n'ai pas prétendu borner votre zèle, ni gêner vos opinions. Chacun est libre de penser d'après soi-même; mais il est plus prudent de se juger que de vouloir juger les autres.

Home, François, médecin anglais, proposa, en 1759, l'usage du quinquina contre la gangrène. (Haller, II, 455.)

Leclerc et *Duhaume* proposèrent l'usage du mercure contre la rage, en 1759; mais Sauvages, en 1750, avait proposé le même remède à l'Académie de Bordeaux.

Mehée de Latouche, chirurgien de Meaux, selon le Journal de méd. tome 10, en 1773, parla le premier des lésions de la tête par contrecoup.

La découverte de l'irritabilité par Haller

(voyez n.° 71), vers la même époque, réveilla le zèle de Zinn, de Zimmermann, d'Œder, Pozzi, Castel, Hevermann, Tozzetti, Housset, Caldani, Bordenave, Laghi, Fontana, Fabre, etc. C'est vraiment là l'époque où la chirurgie et la médecine ont fait le plus de progrès. Un grand nombre de médecins avaient aperçu l'irritabilité, Haller l'a démontrée, et, après lui, Barthès, Grimaud, Bordeu, Fabre, Bichat; Stahl et Mayow, avant eux, avaient tout dit pour la faire présumer, mais ils n'avaient rien fait pour la démontrer. 18.e Siècle.

95. *Pouteau,* Claude, chirurgien à Lyon, remit en vogue le moxa ou cautère actuel, d'après la méthode des Chinois, de Marc-Aurèle, Sévérin, d'Hippocrate même, mais avec des détails plus précis et plus méthodiques. Il écrivit sur la taille, sur la rage, etc.

Storck, Antoine, médecin de l'empereur à Vienne, a écrit sur l'usage de la ciguë, des extraits d'aconit, de la jusquiame, de la belladonna, du colchique et autres poisons végétaux. Cet auteur, plus empressé de proclamer ses succès que de constater ses remèdes, négligea même l'examen des espèces par lui employées. On lui a prouvé qu'il ne connaissait pas le vrai napel, qu'il disait employer, tandis que c'était l'*aconitum cammarum* L., dont il se servit sous le nom de napel. Cette méprise annonce le peu d'attention de l'auteur, et diminuerait déjà la confiance qu'il méritait, si de Haen, à Vienne même, et plusieurs Français, n'eus-

18.e Siècle. sent prouvé combien les observations du médecin aulique avaient peu de solidité. Van Swieten défendit à de Haen de parler de la ciguë (Haller, chir. II, 510); mais Storck avait trompé Van Swieten.

96. *Bilguer*, Ulr., suisse, a écrit sur l'inutilité des amputations; son ouvrage a été traduit par Tissot, in-12, 1764. Il est utile surtout pour les jeunes chirurgiens, souvent peu praticiens et trop pressés d'agir. Aussi cet ouvrage fut-il vivement critiqué par Lamartinière, premier chirurgien de Louis XV, et traduit dans la plupart des langues de l'Europe.

Tissot, médecin de Lausanne, outre cette traduction, a donné : l'*Avis au peuple sur sa santé*, l'*Onanisme*, *Maladies des gens du monde; Maladies des gens de lettres; Maladies des nerfs; Lettres à Zimmermann*, etc.

Ehrart, Joseph: *de cicuta*, in-4.°, Strasbourg, 1763. Après la ciguë ordinaire, *conium maculatum* L., il a fait graver le *conium Royeni*, seule figure connue de cette plante, qui est plutôt un caucalis, à cause des semences hérissées de pointes, etc., d'après Crantz et le bon sens.

97. *Portal*, Antoine, professeur d'anatomie à Paris, vivant, a écrit plusieurs ouvrages : l'histoire de l'anatomie, en 6 volumes; une *Anatomie pathologique*, 5 volumes; un *Recueil des maladies*, 3 volumes. Il a écrit sur les noyés et les asphyxiés, d'une manière savante et utile.

Richard de Hautesierk, premier médecin des armées : *Mémoires et observations recueillies dans les hôpitaux militaires*, in-4.°, 1766, 2 volumes; ouvrage mêlé et peu saillant. 18.e Siècle.

98. *Richter*, Aug. Gottl., professeur à Gœttingue, a écrit sur la cataracte et sur les hernies.

99. *Plenck*, Jos. Jacq., professeur à Vienne, a beaucoup écrit, et bien, sur les accouchemens, les tumeurs, la pharmacie, les alimens, les poisons, les hernies, l'hygrologie, etc.

Lecler, *Histoire de l'homme sain et malade*, in-8.°, 1767, 2 volumes; bon ouvrage.

100. *Pointe : sur la Gangrène humide*, in-8.°, Lyon, 1768.

101. *Guérin*, chirurgien de Lyon, *Traité des maladies des yeux*, in-12, 1769.

102. *Valentin : Recherches critiques sur la chirurgie*, in-12, 1772; bon ouvrage.

Deleurie, *Traité des accouchemens en faveur des élèves*; in-8.°, Paris, 1770.

Leroi, Charles, *Traité du pronostic dans les maladies aiguës*, in-8.°; excellent petit ouvrage hippocratique. Il peut suffire, et dispenser d'avoir recours aux anciens, tels que Prosper Alpin. (Voyez n.° 23.)

103. *Vitet*, médecin à Lyon, donna d'abord la *Médecine vétérinaire*, in-8.°, Lyon, 1771, 3 volumes; bon ouvrage.

Le même : *Pharmacopée de Lyon*, in-4.°, 1778; la *Médecine expectante*, in-8.°, 1803, 6 vol., espèce de nosologie divisée en huit classes : 1.° les fièvres; 2.° les maladies inflammatoires; 3.°

18.e Siècle. maladies douloureuses; 4.° maladies convulsives; 5.° maladies de faiblesse; 6.° maladies évacuatoires; 7.° maladies par rétention; 8.° maladies de l'esprit. L'ouvrage est original, rempli de faits; mais l'ordre et les classes sont mauvais. La matière médicale forme le sixième volume. *Aphorismes du médecin du peuple :* in-12, 1804, plusieurs volumes. *Pharmacopée de Lyon,* ou matière médicale réformée; in-4.°, 1778, suivie de neuf classes de maladies à peu près conformes à l'ouvrage cité.

Une aussi forte tête, un praticien aussi laborieux et aussi long-temps exercé, a pu commettre des fautes, mais n'a pu faire un livre médiocre. On l'a blâmé et critiqué; on le louera après sa mort. Le condamner, ce serait manquer de justice et de prudence même; car Vitet n'est pas facile ni à juger ni à condamner.

104. *Theden*, J. Chr. Ant., chirurgien de Berlin. Outre plusieurs ouvrages allemands, nous avons de lui, en français, *les Progrès ultérieurs de la chirurgie*, in-8.°, 1777; bon ouvrage. On sait qu'un bandage contentif, c'est-à-dire médiocrement serré, porte le nom de bandage de Theden. Ce moyen utile peut aussi devenir très-dangereux. Je l'ai vu répercuter la goutte, et faire dégénérer la bouffissure des jambes en hydropisie de poitrine, occasioner l'oppression et accélérer la mort des malades. Ils étaient trop faibles, ces malades, et ceux qui ont employé ce remède, étaient trop peu instruits pour ne pas voir la faiblesse générale, à l'état du pouls,

à la chute des forces, à l'affaissement des solides. Scarpa, *Traité de l'anévrisme*, traduction française, 364, fait honneur à Hanga, italien, de l'invention du bandage de Theden. 18.e Siècle.

105. *Buchan*, Guillaume, *Médecine domestique*, traduite en français, par Duplanil; excellent ouvrage, nonobstant les abus de la médecine populaire, mais qui sont moins nombreux en Angleterre, le caractère national y étant moins mobile que le nôtre. Aucun livre de médecine français n'a été si bien soigné : l'introduction, les maladies des enfans, celles des artisans, les descriptions, les tables, la matière médicale, sont à leur place. Enfin, c'est un code pour les jeunes médecins, bien supérieur à Lieutaud, à Colombier, à Tissot même. La *Médecine domestique*, in-8.°, 1772, 5 volumes, 4.e édition, 1791. Ce livre a eu au moins sept éditions en Angleterre.

Colombier : Code de médecine militaire, in-8.°, 1772, 5 volumes. Il contient plus de compilations que d'observations propres. C'est un livre médiocre.

Gilibert : l'Anarchie médicinale, ou *la médecine considérée comme nuisible à la société*, in-12, 1772, 3 volumes: savante, solide, mais imprudente critique. Un professeur plein de sensibilité a pu s'indigner; mais faire ressortir inutilement les torts des universités et des médecins, sans les moyens de les corriger, c'était chose inutile à cette époque : de bonnes institutions valent mieux que de proclamer les vices

18.e Siècle. de l'art et des artistes ; les bonnes institutions seules sont propres à les prévenir et à les corriger.

106. *Lind*, Jam., d'abord chirurgien de vaisseau, ensuite médecin de l'hôpital de Haslar, a écrit sur le scorbut, Paris, 1756, 2 volumes : ouvrage complet, sur cette maladie, selon Cullen; il a été traduit en français.

Traité des fièvres et de la contagion, 1774, traduit en français par Fouquet, in-12, 1780; ouvrage bien inférieur à celui qui précède et à celui qui suit. Il semble que nous avons tous un côté faible, un penchant pour les préjugés. Newton commenta l'apocalypse, de Haen traita de la magie : le sévère Van Swieten se laissa tromper par le courtisan Storck : Stoll vit partout la diathèse bilieuse ; Lind voit partout la contagion, jusque dans les fièvres éphémères les plus bénignes. Combien devons-nous être en garde contre nos propres faiblesses, puisque nous sommes obligés de nous défier de celles des plus grands hommes, les meilleurs modèles des médecins !

Traité des maladies qui règnent dans les pays chauds, traduit par Thion de Lachaume ; in-12, 1785, 2 volumes. En lisant cet ouvrage avec attention, on suit pas à pas les gradations des fièvres putrides ou adynamiques les plus simples, jusqu'aux fièvres ataxiques, malignes, nerveuses, les plus contagieuses; jusqu'à la fièvre des hôpitaux, des camps, des prisons, de Pringle ; jusqu'à la fièvre jaune des Indes et de l'Amérique, enfin jusqu'aux fièvres du Levant et de l'Égypte. La peste n'en diffère que par certains caractères, tels que les bubons, les anthrax; mais les fièvres des hôpitaux sont souvent suivies de parotydes, qui sont toujours de très-mauvais augure dans les pays froids. 18.e Siècle.

En comparant l'ouvrage de Lind avec ceux de MM. Desgenettes, de Larrey, de Puguet, d'Assalini, etc., sur les fièvres du Levant et de l'Amérique, on trouvera la confirmation de ce fait, dont ma pratique dans des hôpitaux surchargés de malades, pendant les guerres de la révolution, ne m'a que trop souvent offert la preuve.

107. *Tronchin* et *Bouvart*, médecins de Paris, méritent d'être rapprochés, ainsi que *Gardane*, leur confrère, au sujet de la colique des peintres. Tronchin : *de Colica Pictonum*; in-8.°, Genève, 1757. Bouvart: examen d'un livre qui a pour titre, *de Colica Pictonum*, par un médecin de Paris, in-8.°, Gen. (Paris) 1758, 1767.

Gardane : Traité des mauvais effets de la fumée de litharge, traduit du latin de Stockhusen; in-12, Paris, 1776.

Le même : *Conjectures sur l'électricité médicale, avec des recherches sur la colique métallique*; in-12, Paris, 1768. Citois, médecin poitevin, n.° 28, et Stockhusen, n.° 39, à Goslar, avaient bien connu la maladie, ou plutôt son traitement.

Tronchin a connu la maladie d'après les

18.e Siècle. auteurs, à ce qu'il paraît; car il en a méconnu le traitement, ainsi que la plupart des anciens médecins.

Bouvart, critique et adversaire passionné, a foudroyé l'écrit de Tronchin.

J'ai éprouvé, moi-même, plus de trente fois, dans ma jeunesse, une colique très-approchante de celle que Tissot nomme colique après le froid (Avis au peuple, page 386, édit. de Lyon, 1764). Dans les *Acta Basil.* vol. 5, page 249, il est parlé d'une colique analogue, qui était habituelle dans un couvent près de Soleure. Scheuchzer (*Itin.* I, 14-18) parle d'une colique semblable, à Engelberg. Linné (Flor. Lapp. §. 69) en a observé une analogue en Laponie; Kæmpfer, au Japon (Fasc. III, 583). Une infinité d'autres auteurs énumérés par Tronchin, Bouvart et Gardane, ont décrit la maladie. Citois et Stockhusen ont seuls reconnu que les émétiques et les purgatifs forts en étaient les remèdes. J'ai traité plusieurs fois, à Grenoble, cette maladie, et toujours avec succès, par l'émétique réitéré.

Purcel, médecin anglais, a donné un traité sur la colique, trad. par Eidous, in-12, 1767, dans lequel il n'est pas dit un mot de la colique des peintres.

La vraie étiologie de la colique des peintres a jusqu'ici échappé à tous les observateurs. La voici, si je ne trompe.

Tous les médecins conviennent des qualités sédatives et astringentes du plomb; il suspend l'action péristaltique du tube intestinal en l'affaiblissant peu à peu : de là la petitesse du pouls, les douleurs atroces, la pâleur, la constipation, en un mot la paralysie d'une grande portion du tube intestinal. L'irritabilité étant plus forte là où le plomb n'a pu agir, soit par défaut de contact, soit par la force ou la nature de certains organes, tels que l'estomac, les gros boyaux, qui paraissent résister mieux, il se fait alors aux points de contact des tiraillemens douloureux, des inflammations même, puisque l'irritabilité péristaltique active continue, augmente même dans certaines parties des intestins, tandis qu'elle se trouve suspendue dans d'autres. Le volvulus et la hernie, qui pincent l'intestin ou seulement l'épiploon, n'agissent-ils pas d'une manière analogue à ce second effet? Enfin le froid, les cidres, les vins acerbes, par astriction sédative et paralysante, agissent-ils autrement? et le froid aux pieds, qui occasionne la colique, n'agirait-il pas en affaiblissant les intestins au moyen des nerfs ? et les intestins à leur tour, qui paralysent les jambes par l'impression du plomb après la colique, ne nous offrent-ils pas des explications plus naturelles que le mot vide de sens, la sympathie ? Chez les sujets robustes l'inflammation peut avoir lieu par la réaction vitale plus forte, là où se borne l'action sédative du plomb. L'électricité, un des meilleurs remèdes contre la paralysie qui succède souvent à la colique des peintres, prouve encore cette étiologie. Quant à l'âcreté

18.e Siècle.

18.e Siècle. métallique des autres sels, rien n'a pu me la faire présumer dans les préparations du plomb. La suspension seule du mouvement péristaltique suffit pour l'étiologie de cette colique.

108. *Swediaur,* Franç. Xavier, anglais, fixé à Paris, a donné un bon *Traité des maladies vénériennes*, réimprimé deux fois : plus un excellent *Abrégé de matière médicale*, aussi très-estimé.

Halleri epistolæ a doctis viris scriptæ, in-8.°, six volumes; intéressant recueil où, depuis Dillenius, Linné et Schreber, jusqu'à Caldani, Bonnet, et ses propres fils, Haller a su conserver les époques où des hommes instruits puisaient des lumières dans ses relations, sa correspondance. Les époques et les auteurs se peignent, se représentent dans ces lettres. Autrefois Cicéron, Saumaise, Conrad Gesner, Bartholin, etc. s'écrivaient ainsi. Parmi nos savans modernes, Haller, le plus occupé de tous, nous a seul conservé sa correspondance. J'avoue que ce recueil m'a souvent instruit et toujours satisfait, tant pour les progrès de la botanique que pour l'anatomie, la physiologie, l'irritabilité, et surtout pour les caractères propres des grands hommes et les époques des découvertes.

109. *Cullen,* Guill., savant professeur d'Edimbourg, mort en 1791, a écrit en 1770 sur la nosologie, ensuite sur la physiologie et la matière médicale. Ses ouvrages sont classiques,

c'est-à-dire, du petit nombre de livres indispensables, et assez orthodoxes. 18.e Siècle.

Cullen avait un jugement sain, une érudition solide, bien réfléchie et nullement parasite. Il pratiqua et enseigna en même temps la médecine. Ses classes ne sont qu'au nombre de quatre : 1.° les pyrexies, 2.° les névroses, 3.° les cachexies, et 4.° les maladies locales. Elles sont trop peu nombreuses : en voici les motifs. Les classes ne sont que les premiers mots, les premières lettres ou caractères pour parvenir à la connaissance des espèces de maladies et de leur traitement : or, les espèces étant l'objet essentiel du médecin, les classes et les ordres doivent concourir, sans effort, à les faire connaître. Il est prouvé que les classes et les ordres trop abrégés ne présentent pas assez de liaison, tandisque, trop nombreuses ou trop multipliées, les classes, comme les ordres, conduisent par une longue route au même but, mais par des détours trop compliqués. Il faut que la classe indique déjà le caractère général, et même le traitement qui lui est propre ; alors elle est naturelle. Telles sont les maladies inflammatoires, les maladies virulentes ou cachectiques, etc. Les ordres ne sont pas moins nécessaires : p. ex. les inflammations internes ou externes, cutanées, musculaires, muqueuses, membraneuses, chroniques, sont les ordres ou sous-divisions naturelles des classes : les virus vénérien, scorbutique, psorique, scrofuleux, etc., forment une autre division. On voit alors la

18.ᵉ Siècle. nécessité de limiter les divisions, et de les rapprocher par des caractères et par un traitement commun au plus grand nombre d'espèces.

Qu'entend-on par espèce ? Une maladie qui a son caractère, son traitement propre, et qui se reproduit sous des formes constantes ou semblables. Le panaris a trois espèces : la pleurésie a ses espèces essentielles, rhumatiques, symptomatiques, simples ou compliquées. Il ne faut pas croire pouvoir comparer les maladies aux plantes : cette belle pensée de Sydenham n'a pu être réalisée ; mais elle fut une heureuse hypothèse, qui a fait faire beaucoup de recherches, et à l'art de nouveaux progrès. (Voyez la Nosologie de Sauvages.)

Les quatre classes de Cullen se soudivisent : la 1.ʳᵉ en cinq sections, la 2.ᵉ en quatre, la 3.ᵉ en trois, et la 4.ᵉ en huit, en tout vingt sections. Il ne serait pas difficile de se rappeler vingt plans de traitement ; mais la nature varie tantôt ses moyens pour la même classe, et d'autres fois aussi elle emploie les mêmes moyens pour parvenir à la guérison de maladies différentes.

Il faut avoir égard à la matière médicale, aux moyens curatifs. La méthode se complique alors en se rapprochant du traitement. En passant ainsi par des abstractions, il est à craindre de perdre de vue l'ensemble, qui doit nous diriger ou au moins nous garantir de l'erreur dans l'exercice du plus important des arts.

J'ai tenté aussi, en 1797, une nouvelle classification des maladies. Je n'ai fait que six classes de maladies, en faveur des chirurgiens de l'armée et des campagnes, qui m'étaient confiés pour leur instruction, comme pour le traitement des maladies. J'étais si persuadé de la nécessité de réduire et de simplifier la nosologie que je fis relater toutes les classes au traitement. 18.e Siècle.

Classe 1.re, maladies inflammatoires: aiguës, éruptives, chroniques.

2.e, Maladies bilieuses : bilieuses simples, rémittentes, pituiteuses, cachectiques.

3.e, Maladies nerveuses : du cerveau, des nerfs, de la poitrine, du bas-ventre; les démences ou folies, l'hydrophobie.

4.e, Maladies périodiques ou intermittentes : fièvres quotidiennes, tierces, quartes, malignes, compliquées, chroniques.

5.e, Maladies virulentes : rachitiques, écrouelleuses, siphylitiques, scorbutiques, psoriques, dartreuses, vénéneuses.

6.e, Maladies locales ou chirurgicales : obstructions, calculs, hernies, fractures, luxations, tumeurs aiguës, tumeurs chroniques, plaies, ulcères.

Peu importe le point de vue, pourvu que nous apercevions directement l'objet.

En vous indiquant une centaine d'ouvrages indispensables parmi plus de 6000 auteurs qui ont écrit sur la médecine, vous aurez pu vous apercevoir que j'ai parfois fixé votre attention aussi sur certains auteurs qui ont obscurci, retardé les progrès de notre art, en faisant de

18.e Siècle. mauvais livres. Il y a parmi les plantes beaucoup de poisons, qu'il faut signaler de bonne heure, crainte de méprise, crainte d'abus de la part des méchans: il en est de même des mauvais livres ; ce sont des poisons pour la société.

Paracelse et Mesmer n'étaient que des extravagans et des fous ; mais Brown était un homme à caractère, doué d'un certain génie. Brown a été traduit par Moscati, proclamé par Weickart, par Breira, etc. Brown, par ses écrits, a séduit un grand nombre de médecins et de chirurgiens en Italie. La postérité leur pardonnera sans doute, en mettant dans la balance le galvanisme, venu d'Italie aussi pour nous dédommager : c'est la plus belle découverte du siècle après la vaccine, qui nous est venue de l'Angleterre, patrie de Brown.

S'il se trouvait parmi vous, MM., quelque partisan du système de Brown, qu'il veuille bien ne pas oublier que j'attaque les erreurs, parce que je les crois dangereuses en médecine ; mais que je respecte les hommes, lors même que leurs opinions individuelles furent erronées, si leurs auteurs m'ont paru de bonne foi. Soyez libres dans vos opinions, mais ne les proclamez pas, lorsqu'elles peuvent troubler l'ordre public, lorsque la saine majorité des médecins éclairés les proscrit et les condamne.

110. *Brown*, John, né en 1735, mort en 1788, à l'âge de 53 ans, a donné: *Elementa medicinæ,*

in-8.°; Milan, 1792, éd. Moscati. On voit par sa préface qu'il lut de 20 à 25 ans des livres de médecine; treize ans après, à trente-six ans, il fut pris de la goutte. M. Odier, savant médecin de Genève, l'un des rédacteurs de la Bibliothèque britannique, qui a étudié à Edimbourg depuis 1767 — 72, a connu Brown personnellement. M. Bedoës, qui, par commisération pour la famille de Brown, a traduit ses ouvrages après sa mort, l'a connu aussi. A vingt-trois ans il étudiait encore la théologie. L'histoire de sa vie nous apprend qu'ayant traduit plusieurs des thèses des étudians, de l'anglais en latin, il prit du goût pour la médecine; et voilà qu'il se crut médecin. Il était passionné, aimant le vin, crapuleux même au point de ne pouvoir écrire sa propre langue, à cause de ses habitudes à hanter les tavernes et la mauvaise compagnie : voilà le héros de la secte. Si je n'avais pu vous citer ici deux témoins oculaires et deux hommes irréprochables, Odier et Bedoës, vous ne me croiriez pas. Si ces faits sont vrais, Brown n'a pu savoir la médecine; car il a seulement lu, et n'a étudié ni pratiqué. Il n'a point reçu de principes; point d'anatomie, point de chimie, de matière médicale, ni de clinique : aussi ne sut-il jamais enseigner la médecine, encore bien moins la pratiquer. Je crois même que Brown n'a jamais vu de malades : vous en trouverez la preuve dix fois pour une dans son ouvrage. Ses partisans se sont donné des soins pour ac-

18.e Siècle. commoder son système avec leurs opinions particulières; mais Brown ne connut jamais Hippocrate, pas seulement le premier de ses aphorismes.

Comment se fait-il que des gens d'esprit se soient laissé éblouir par son radotage systématique? Hélas, l'amour du merveilleux fait souvent courir après des chimères, et souvent aussi nous préférons les choses que nous comprenons le moins. N'avons-nous pas vu Mesmer séduire la moitié de Paris? Mais Gall, qui vaut cent fois mieux, Gall, habile anatomiste, n'a pu y percer, ni faire adopter son système de cranologie. Ses autres talens sont bien reconnus, moins surprenans à la vérité, mais bien plus solides que la cranologie. La philosophie dominerait-elle enfin? ou bien Gall serait-il repoussé des Parisiens, parce qu'ils furent dupes de Mesmer, il y a quelques années?

Comment avez-vous pu, me direz-vous, associer Brown à Cullen, homme grave et du premier mérite; tandis que Brown, fanatique comme Paracelse, à qui M. Odier l'a comparé, à moitié fou comme lui, ne laisse d'autre trace après lui que sa folie? Cullen et Brown furent liés et contemporains. Cullen voulut lui rendre service; mais, le fanatisme de Brown ne pouvant sympathiser avec la sagesse de Cullen, celui-ci fut forcé de l'abandonner, et Brown cria à la jalousie et à l'injustice.

En médecine, Messieurs, un professeur doit vous signaler les sources pures où vous devez puiser des lumières solides; mais nous devons vous indiquer aussi les écueils et les précipices, les mauvais livres qui pourraient vous abuser, compromettre tout à la fois et la vie de vos malades et votre réputation. 18.e Siècle.

Les progrès de l'art et la saine philosophie, qui dirigent aujourd'hui l'opinion et la plume des médecins, m'ont engagé à vous parler de l'anatomie comparée, des dissections physiologiques de Swammerdam, de Lyonet, de Trembley, de Bonnet, de Sennebier, de Prochaska, de Vrisberg, de Zinn, de Spallanzani, de Fontana, etc. Gall, en nous remettant sur la voie des fines dissections, nous a fait rencontrer des découvertes qu'il ne connaissait pas, et que nous ne cherchions pas nous-mêmes: la structure des nerfs est dans ce cas, et les nerfs sont mieux connus.

Mais, comme la cryptogamie des plantes, ces extrêmes, ces infiniment petits des deux règnes organiques, doivent être réservés pour servir de délassement, de récréation dans nos momens de loisir. Ces êtres, beaucoup plus simples, sont tout disséqués, tout préparés. Leur étude a fait faire de nouveaux progrès à la physiologie; mais leur finesse exige du temps, de la prudence, des précautions, et pour vous des ménagemens, afin de ne pas fatiguer votre attention, ni lasser votre patience. L'étude de notre art, celle des corps vivans, qui ont tous avec la médecine quelques rapports, peuvent occuper vos loisirs, alimenter votre curiosité pendant

18.e Siècle. la vie entière; il suffit d'en avoir le goût et les moyens.

111. *Selle*, Ch. Théoph., mort en 1800, à l'âge de soixante et douze ans, était médecin de Fréderic le grand. Il a donné une *Pyrétologie* ou *Traité des fièvres*, traduit en français deux ou trois fois, in-8.°, ainsi que son *Manuel de médecine clinique*, son *Introduction à l'étude de la médecine*, et ses *Observations de médecine*, par M. Coray. Ce fut un bon médecin praticien, médiocre écrivain, lorsqu'il a voulu parler des sciences naturelles; tant est vrai l'axiome de Linné: *Non omnia novimus omnes*.

112. *Stoll*, Max., professeur à Vienne, a écrit sa *Ratio medendi*, in-8.°, 3 vol., un *Traité des fièvres* et un *Traité posthume des maladies chroniques*. Ce fut un professeur et un praticien habile; mais il voyait partout la diathèse ou la saburre bilieuse, que ses purgatifs et ses émétiques réitérés faisaient naître, tandis qu'il croyait la combattre et la dissiper.

Stoll ne dit pas un mot de la ciguë dans ses ouvrages. Ce remède prétendu héroïque fut donc enseveli avec le baron de Stork, son partisan. La médecine à Vienne a donc eu aussi des nuages et des illusions, comme partout ailleurs.

Stoll, comme praticien, connaît et décrit bien la colique des peintres; mais il hésite sur les calmans, l'opium, les aromates, et il leur donne la préférence sur l'émétique et les drastiques, qui en sont les vrais remèdes spécifiques.

113. *Bichat*, Xav., jeune homme plein de génie et de vues nouvelles, à peine connu des médecins de Paris en 1800, tandis qu'il avait déjà fortement électrisé ses élèves : il fut jalousé, déchiré par quelques-uns de ses contemporains. En 1801, il fut élevé, par ordre de l'Empereur, un monument à sa mémoire, à côté de celui de Desault, son maître. L'un et l'autre ont bien mérité de la science et de l'humanité. Mais quelle différence de caractères ! Desault était sombre et brutal : Bichat, plein d'aménité, ne lui ressemblait que par son génie. 18.e — 19.e Siècle.

Bichat a donné un *Traité des membranes;* le *Traité de la vie et de la mort;* l'*Anatomie générale ou sommaire;* l'*Anatomie descriptive :* ouvrages frappés au coin du génie et de l'immortalité, écrits, à l'âge de vingt-cinq à trente ans, au milieu du tourbillon de Paris, de nombreux élèves, d'ennemis jaloux, d'une foule d'hommes égoïstes ou indifférens.

114. *Pinel*, Phil., né en 1745, médecin consultant de l'Empereur, membre de l'Institut, prof. à l'école de Paris, vivant : *Traité de la manie*, in-8.°, 1801; *Nosographie philosophique*, in-8.°, 1807, 3 vol.; *Médecine clinique*, in-8.°, Paris, 1804. Excellent homme : l'analyse, le bon sens, un jugement sain, président à ses ouvrages.

115. *Frank* (J. Pierre), père : *De curandis hominum morbis*, in-8.°, 7 volumes; excellent livre, et le meilleur manuel peut-être depuis Hippocrate.

18.e — 19.e Siècle.

Frank, Jos. : *Ratio medendi instituti clinici Ticinensis*, in-8.°, 1797, 2 vol.

Le même Frank, père, a donné des *Opuscula selecta*, 9 vol.; un *Plan d'école clinique*, ou *Méthode d'enseigner la médecine dans un hôpital*, in-8.°, Vienne, 1798.

Frank, père, est hippocratique et habile médecin: son fils est brownien, ainsi que Brera, son éditeur.

Frank, père, possède au plus haut degré l'art d'enseigner et de pratiquer la médecine. Il paraît dégagé de tous préjugés et théories; il aborde la question sans détour et sans perte de temps, sans être ni verbeux ni trop laconique. Il veut que le professeur de la clinique ait de douze à vingt ou vingt-deux malades des deux sexes, et qu'il puisse les choisir à volonté dans toutes les salles d'un grand hôpital. Quant à ce dernier article, la clinique de Strasbourg a préféré de faire déposer les malades entrans dans une salle particulière, pour les distribuer, en faire le choix, dès le jour ou le lendemain de leur entrée : ce qui n'a pas les mêmes inconvéniens qu'il y aurait à déplacer un malade dans le fort de sa maladie, le traitement ayant déjà été commencé par un autre médecin.

L'*Epitome*, que je regarde volontiers comme le bréviaire des médecins, contient sept classes: 1.° les fièvres; 2.° les inflammations; 3.° les exanthèmes; 4.° les éphélides ou maladies cutanées, psoriques; 5.° les flux ou écoulemens; 6.° les rétentions, scorbut, siphylis, écrouelles, phthisies; 7.° les névroses. Il n'a pas classé les maladies locales. 18.° — 19.° Siècle.

116. *Jenner*, Ed., l'auteur de la vaccine. Cette belle découverte, faite en 1798, n'a pas éprouvé autant d'obstacles que l'inoculation : l'esprit humain a donc mûri depuis 1720. Il fallut dix ans en Angleterre pour y faire percer l'inoculation; il fallut trente ans en France, et un apôtre aussi zélé, aussi éloquent, aussi libre de préjugés, que Lacondamine, pour y introduire l'inoculation. Deux à trois ans ont suffi pour propager la vaccine dans toute l'Europe. Les souverains, les magistrats, les chefs d'administration, les nations en guerre et en paix, les villes et les campagnes, les médecins, enfin, n'ont jamais donné tant de preuves de lumières et de désintéressement; tous se sont accordés pour propager la vaccine. Cet heureux concours nous a consolés de tant de maux que nous ont occasionés les guerres et la révolution.

Aussi, depuis 1750, époque de Sauvages, de Bordeu, de l'Encyclopédie, etc., jusqu'à la révolution en 1789, la médecine fit plus de progrès qu'elle n'en avait fait en six cents ans auparavant. Depuis l'époque de la révolution, pendant ses orages même, la médecine n'a cessé de marcher vers sa perfection.

117. Il me resterait à vous parler de MM. Hallé, Corvisart, Boyer, Sabatier, etc.; des Alibert, Richerand, etc.; d'une infinité d'habiles gens vivans, qui font l'ornement de leur siècle, l'honneur de l'art et la gloire de la nation : mais,

18.e — 19.e Siècle.

MM., vous les connaissez ; vous les connaîtrez mieux encore à l'avenir, et personnellement, et par leurs ouvrages. Tous travaillent à l'envi et courent vers l'immortalité. Il serait téméraire de vouloir apprécier leurs ouvrages, même les comparer ; je me contente de les admirer : vous les rappeler, c'est les recommander.

118. *Alibert :* son *Traité des fièvres pernicieuses* est déjà à sa quatrième édition, en moins de huit ans ; bon livre, ouvrage classique.

Ses *Élémens de matière médicale et de thérapeutique* ont la même vogue, la même célébrité. Son ouvrage atlantique sur les maladies de la peau est un livre de luxe, que la belle horreur des figures fait admirer, mais que son trop haut prix met hors de la portée du commun des médecins.

119. *Richerand* a donné la seconde édition de sa *Nosographie chirurgicale,* in-8.°, 4 vol., appuyée sur sa physiologie. Son style rapide, sa diction pure et didactique, une philantropie mâle et vigoureuse, font désirer deux cents pages de plus à son livre. Il vient de publier ses savantes et judicieuses réflexions sur les erreurs populaires en médecine. Ce sont les meilleurs livres élémentaires qui aient paru depuis peu. Mais, par un privilége, je dirais presque par un défaut de la plupart des hommes vraiment savans et hors du commun de leur siècle, il est rare qu'ils se mettent toujours à la portée des commençans. L'homme savant n'est plus au courant des petits détails ; il les suppose

connus. Newton, Locke, Fontenelle, Condillac, Spallanzani, Bonnet, Haller, et un très-petit nombre d'autres, ont su se placer entre le peuple et les savans, en se rendant agréables, intelligibles et instructifs aux uns et aux autres en même temps. 18.e — 19.e Siècle.

120. *Sabatier* ne mérite pas le reproche fait aux savans : il est clair, élémentaire et savant en même temps.

121. *Boyer* est dans le même cas.

Les ouvrages de ces habiles professeurs sont un gage confié à leurs élèves, et le fondement de la confiance qui leur est due.

122. *Scarpa*, professeur à Pavie, s'est illustré comme anatomiste et comme chirurgien. Son traité des *Maladies des yeux* est naturalisé par la traduction de l'Éveillé ; son traité de l'*Anévrisme*, que M. Heurteloup nous promet, vient d'être publié par Delpech. Vous voilà à même de profiter des ouvrages, et en même temps de juger du mérite de ce savant italien. Il est sévère, lorsqu'il critique, mais il est juste. Aucun écrivain n'approche plus de Morgagni, son maître, comme anatomiste; mais Scarpa est bien supérieur comme chirurgien. Vous le verrez proclamer des vues nouvelles, abréger, simplifier, réduire l'opération de l'anévrisme à une seule ligature : vous le verrez expliquer les ressources de la nature pour la guérison des plaies et des ulcères; naturaliser, apprivoiser pour ainsi dire, mettre à votre portée les élans du génie de J. Hunter et les travaux délicats de

Morgagni. Il était réservé à Scarpa de commander la confiance, et, en quelque sorte, à la nature, tant il sait la rendre et la bien observer.

Je vais présentement récapituler les 122 auteurs environ dont j'ai eu l'honneur de vous entretenir spécialement; j'en ai intercalé, sans numéro, environ 170 : en tout 292.

Blumenbach, dans son introduction, a 535 numéros. Haller parle de 6500 auteurs, mais de 30000 ouvrages et plus. Cet auteur est mort depuis trente-trois ans. Il est probable que nous avons à présent plus de 50000 ouvrages sur la médecine : nombre qui effraie les hommes les plus courageux, et qui, en justifiant mes efforts, me donne des droits à l'indulgence publique et à la vôtre.

J'ai peu parlé des livres de matière médicale, de chimie et de botanique : ces parties de la science font l'objet de cours particuliers qui précèdent ou qui suivent celui-ci. Mais je dois vous dire deux mots des auteurs principaux qui ont traité spécialement de telle ou telle maladie en particulier. Ce sera une récapitulation analytique des ouvrages dont nous avons parcouru les titres et les époques. L'ordre chronologique vous a fait entrevoir sans peine la marche et les progrès de l'art, ses gradations, ainsi que les noms de ces hommes pleins de génie, que la nature semble avoir placés de siècle en siècle pour en être le plus beau lustre, l'ornement et la gloire. A travers ces époques mémorables vous distinguerez toujours

Hippocrate, notre fondateur, notre plus beau modèle. Vous verrez son nom reparaître plusieurs fois dans cette récapitulation : il fut orateur, législateur, praticien, médecin et chirurgien en même temps. Vous vous demanderez, sans doute : Est-ce bien là le travail d'un seul homme? ses ouvrages ne seraient-ils pas plutôt le recueil des efforts réunis de ses prédécesseurs et de ses contemporains? Son premier aphorisme, l'esprit d'uniformité, l'ensemble de plusieurs de ces traités, mais surtout cette critique savante et solide qu'Hippocrate fit de l'école empirique de Gnide (*de diœta in acutis*, éd. de Lind, II, 228), appuieront la première opinion; tandis que la diversité, l'incohérence, la faiblesse, la fausseté même de certains traités ou passages particuliers, vous feront pencher pour la seconde. Vous conclurez alors, comme déjà tant d'habiles médecins hellénistes ont conclu, que parmi les écrits d'Hippocrate, ces écrits mâles et vigoureux, dignes de son génie et des beaux siècles de la Grèce, connus sous le nom des *Œuvres d'Hippocrate*, ses disciples, son gendre Polybe et d'autres écrivains, ses successeurs, seront venus intercaler leurs ouvrages. Le savant Coray, grec d'origine, qui nous a traduit le beau traité *de aere et aquis*, dans lequel Montesquieu et cent autres écrivains ont puisé leurs idées sur l'influence des climats sur le caractère de l'homme et des nations, m'a dit que, nourri dès son enfance du grec moderne et de ses anciens dialectes, il peut distinguer non-seulement le pays, mais les époques où certains mots, certains articles, ont été intercalés dans la langue grecque. Toujours est-il constant que les écrits d'Hippocrate, tels que Fœsius, van der Linden et Haller, nous les ont donnés, doivent être soigneusement conservés. Les sommaires que Haller a ajoutés, sont d'excellens extraits et très-utiles. Quant aux commentaires, Prosper Martian seul m'a paru nécessaire : tous les autres m'ont souvent plus embarrassé qu'ils ne m'ont aidé pour lire Hippocrate.

Les auteurs qui ont traité de l'art, de la médecine en général, des fièvres, des constitutions épidémiques, des maladies inflammatoires, sont: Hippocrate, 1.°; Celse, 2.°; Arétée, 6.°; Cœlius Aurelianus, 7.°; Rhazès, 10.°; Brissot, 16.°; Prosper Martian, 18.°; Forestus, 19.°; Félix Plater, 20.°; Nic. et Ch. Pison, 21.°; Baillou, 29.°; Van Helmont, 32.°; Tulpius, 37.°; Bonnet, 47.°; Hoffmann, 52.°; Leclerc, 54.°; Morton, 55.°; Boerhaave, 56.°; Baglivi, 57.°; Freind, 58.°; Morgagni, 63.°; l'Encyclopédie, 70.°; Van Swieten, 76.°; Bordeu, 78.°; Sauvages, 83.°; Lieutaud, 91.°; Raimond, 93.°; Vitet, 103.°; Buchan, 105.°; Cullen, 109.°; Brown, 110.°; Selle, 111.°; Stoll, 112.°; Pinel, 114.°; Frank, père, 115.°; Alibert, 117°.

Les fièvres pernicieuses ont été traitées par Prosper Alpin, 23.°; Bontius, 39.°; Morton, 55.°; Torti et Verloff, 64.°; Bouvart, 86.°; Lind, 106.°; Cullen, 109.°; Alibert, 117°.

Les maladies nerveuses par Willis, 42.°; Boerhaave, 56.°; l'Encyclopédie, 70.°; Van Swieten, 76.°; Sauvages, 83.°; Laroche, Pomme, Tissot, etc.

Les maladies siphylitiques, par Astruc, 60.°; Petit, 62.°; l'Encyclopédie, 70.°; Van Swieten, 76.°; Pott, 76.°; Hunter, 76.°; Plenk, 98.°; Swediauer, 108.°; Peirhille.

Le scorbut, par Eugalenus, Vierus, 23.°; Lind, Lord Anson, le capitaine Cook, 106°.

Les maladies cutanées, par Rhazès, 10.°; de Hilden, 25.°; Rhámazzini, 51.°; la Société de médecine, Lorry, 74.°; Buchan, 105°.

La colique des peintres, par Citois, 26.°; Stockhusen, 37.°; Bouvart, 86.°; Dubois, Tronchin, et Gardane, 107°.

La petite vérole, par Rhazès, 10.°; Boerhaave, 56.°; Van Swieten, 76.°; Lacondamine, 89.°; Petit, 90.°; Buchan, 105.°; Jenner, 116.°; la Société de vaccine, etc.

La chirurgie; ses grands maîtres sont: Hippocrate, 1.°; Celse, 2.°; Paul d'Égine, 9.°; Albucasis, 11.°; Prosper Alpin, 23.°; de Hilden, Paré, 25.°; Séverin, 34.°; Scultet, 40.°; Dionis, 45.°; Petit, 62.°; Heister, 65.°; Goulard, 69.°; Lecat, 72.°; Lafaye, 73.°; Pott, 75.°; Van Swieten, 76.°; l'Académie de chirurgie, 77.°; Louis, 80.°; Arnaud, 82.°; F. Cosme, 84.°; Pouteau, 95.°; Bilguer, Desault, 96.°; Richter, 98.°; Valentin, 102.°; Theden, 104.°; Bichat, 113.°;

Richerand, 119.°; Sabatier, 120.°; Boyer, 121.°; Scarpa, 122.°, et une infinité d'autres.

Cet aperçu, cette classification des auteurs en 9 ou 10 séries, est insuffisante sans doute, et je le sens; mais rien de plus difficile que de mettre un ordre convenable dans la distribution des livres, même dans une bibliothèque.

Le format des livres, les époques où ils ont paru, mais bien plus encore la diversité d'objets qu'ils embrassent, et dont ils traitent fort souvent indistinctement, présentent de très-grandes difficultés.

Le même auteur, Haller, par exemple, qui a traité, 1.° de la poésie, 2.° de la morale, 3.° des gouvernemens, 4.° de la botanique, 5.° des instituts de médecine, 6.° de la physique, 7.° de l'anatomie, 8.° de la physiologie, 9.° de la pathologie, 10.° de la médecine, 11.° de la chirurgie, enfin, 12.°, de l'anatomie comparée; qui a composé et publié plus de cinquante volumes différens, devrait donc être placé dans douze classes différentes? Mais, lorsqu'on sait que Haller a écrit pendant cinquante ans, qu'il a été éditeur des principes de médecine, de la correspondance des savans avec lesquels il était en relation; ces époques trop éloignées, ces matières trop variées, trop diversifiées, occasionnent plus d'embarras encore.

Plouquet a donné une Bibliographie par ordre alphabétique des matières; mais un supplément de 4 volumes in-4.°, qui déjà se trouve incomplet et hors des 8 premiers volumes, rend la recherche des articles plus embarrassante et plus difficile dans son livre.

J'ai éprouvé ces embarras, ces perplexités. J'ai fait choix de 122 auteurs, qui, sur plus de 6000, m'ont paru indispensables à connaître et à consulter.

Aucun état n'exige autant de connaissances solides et si variées que la médecine. Il a donc fallu mettre de l'ordre dans les moyens de nous les procurer et de nous les rappeler au besoin. Le nombre des livres s'accroît chaque jour; de nouvelles découvertes ont lieu dans divers pays: il faut sans cesse rédiger, classer ces livres et ces découvertes, si nous voulons être au courant des lumières de notre siècle. Mais tous les médecins n'ont pas le goût de la lecture, ni la même facilité à se procurer des livres. Faire un choix de ce qu'il y a d'indispensable et de mieux connu, élaguer ou passer sous silence tant de répétitions et de plagiats inutiles, laisser ensevelis dans la poussière tant de livres faits sur d'autres livres : voilà sûrement une belle tâche à remplir. J'ai commencé ce travail, je souhaite que des talens plus distingués achèvent l'ouvrage. J'en ai eu la conscience, j'en ai senti le besoin dans l'état actuel où nous sommes : puissent ces essais en faire naître de plus heureux ! J'eusse désiré posséder mieux les langues étrangères ; j'eusse porté à 150, et peut-être à un plus grand nombre, la liste des livres les plus utiles, que je vous présente.

Haller, excellent, mais inimitable modèle, en avait lu un plus grand nombre, et mieux sans doute; mais Haller ne vit pas de malades, et ne fit jamais d'opération sur le vivant.

J'ai exercé pendant trente-trois ans, dans un hospice civil et militaire, à côté duquel étaient établis des hôpitaux de femmes, que je fréquentais journellement. J'enseignais, je professais en même temps, je lisais, et je portais chaque jour mes observations sur un journal.

Il y a une différence bien grande entre les médecins de cabinet et les médecins praticiens. Ceux-là se livrent toujours plus ou moins aux charmes de l'imagination, au délire brillant de l'esprit de système; ceux-ci étant forcés de revenir souvent sur eux-mêmes, des revers, des espérances déçues, des leçons terribles, enfin, que l'inspection des cadavres, que la nature leur donne, les rendent timides, prudens et circonspects. L'espérance, des succès, les fortifient, les encouragent: lorsqu'ils ont le bonheur de persuader le public et d'instruire leurs élèves, ils reçoivent leur plus douce récompense.

Addition à la page 31, n.° 45.

Rousset, Franç., étudia sous Rondelet et Saporta, à Montpellier, selon Portal, *Hist. de l'Anat.* I, 600, II, p. 75. Rondelet, docteur en 1531, ne fut professeur qu'en 1556. Rousset, célèbre par son ouvrage sur l'opération césarienne, publié en 1581, sous le nom d'*Histérotomotokie*, était âgé alors de 45 à 50 ans. Comme les anatomistes anciens prenaient le vagin pour l'utérus, et son orifice extérieur pour celui de la matrice, Rousset, parlant des pessaires, p. 139, édit. de C. Bauhin, 1591, crut les placer dans la cavité de la matrice : chose impossible hors le temps de l'accouchement, et toujours dangereuse. Cette erreur du temps fit suspecter à Mauriceau, p. 394, la véracité de Rousset. Hunold, *de pessariis*, Marp. 1790, p. 11, a mieux fait en reléguant l'erreur de Rousset parmi les comptes des commères : mais, en lisant Fallope, on eût trouvé le vrai sens des expressions de Rousset. Il parle de renversement de matrice, c'est à dire, du vagin, et de la chute, complète alors, de la matrice. On ne peut, ce me semble, l'interpréter autrement.

FIN.

TABLE.

TABLE.

www.ingramcontent.com/pod-product-compliance
Ingram Content Group UK Ltd.
Pitfield, Milton Keynes, MK11 3LW, UK
UKHW020919180726
13838UKWH00002B/640